非瘦不可

人氣中醫師的輕鬆瘦身方：吃得飽，也能瘦得好！

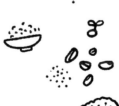

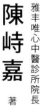

雅丰唯心中醫診所院長

陳峙嘉

著

不管你是甚麼體質，
都能瘦下來！

雅丰唯心中醫診所院長　陳峙嘉

　　在成為中醫師之前，我是一位藥師，做的是現代醫藥的研究，後來才轉換跑道學中醫。從事臨床也快 10 年了，最擅長的項目是婦科、不孕、體質調理、以及減肥。講到減肥，我最有心得的地方，在於我用的減肥方式，不需要節食，也不一定要運動，每一餐只要掌握我教大家的原則，就能吃得飽，也能夠瘦得很好！

　　我剛開始幫病人減肥的時候，都照前輩教我的方式，叫病人不能吃澱粉，不能吃晚餐，不能喝湯，水果只能吃番茄、蘋果，剛開始的時候一切都很順利，因為市面上所有的醫生都是這樣做的。直到有一次一個病人對我說：「如果要照你說的一樣限制那麼多，那我還要不要過活啊？你講的這些網路都搜得到，我還需要來找你嗎？」

　　哇！這句話就像一根棍子，狠狠地打在我的頭上，我認真地思考好久、找了好多資料，終於搞懂了減肥的奧妙！所以，病人來到我的門診都會覺得很奇怪，明明是來看減肥的，醫生怎麼會一直鼓勵

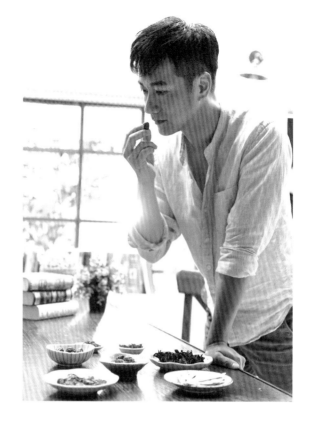

病人要吃飯，還會勸病人不要運動，減肥不就是要少吃多運動，再配
合藥物才會瘦嗎？

　　這讓我回想起從藥師轉中醫的時候，很多人問我，中醫、西醫是
完全不同的思考邏輯，這種本質上的矛盾，要如何去跨越？剛開始接
觸中醫時，這樣的衝突的確存在心中很久，後來我體認到，雖然中醫、
西醫有各自獨立的理論基礎，但是治療的對象終究是人，我們應該以
人為中心來思考，而不是站在中醫或是西醫的其中一個極端，因此我
才能夠將現代醫學、藥學以及傳統醫學，融合在一起，用最生活化的
方式，找出讓身體回復到健康平衡狀態的最佳方法。

　　關於減重，大家都忽略一件事，那就是體質。每個人的身體狀況
都不一樣，怎麼可能用同一種方法就能讓所有的人都瘦下來？更何況

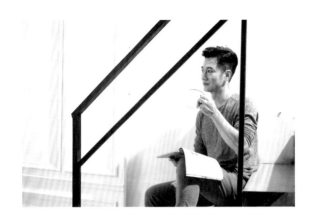

現代人虛胖的多，實胖的少，虛胖的人身體都已經夠虛了，還不讓他吃飯、還要他拚命去做運動，這不是折磨嗎？而且，身體的保護機制一旦啟動，基礎代謝率就會降低，這種情況頂多維持不胖，要變瘦幾乎是不可能的了，嚴重一點還會導致月經不來，或是抵抗力不好常生病、掉頭髮，你看看，每天都吃不飽，結果瘦不下來還搞出一身病，是不是很心酸呢？

其實，不管是虛胖還是實胖，胖就是胖，胖就要找對辦法瘦下來。幾年前有一個病人讓我印象深刻，她的先生是歐洲人，兩個人生了一個很可愛的混血寶寶，我這個病人生完小孩之後，就一直想要回到懷孕前、少女時期的身材，所以坐完月子之後，每天下班就往健身房跑，也不吃晚餐，很努力去上有氧課、騎飛輪、跑步，一個禮拜五天，每次至少兩個小時。就這樣運動了半年，一開始效果還不錯，大概兩個月就瘦了快4公斤，但是後面4個月，體重卻是一動也不動，於是來找我求救。

我仔細分析了她的體質和飲食、生活習慣之後，發現她是因為運動過度才會瘦不下來，於是我建議先休息兩個禮拜不要去運動，之後再採用漸進式運動法，一定就可以順利瘦下來了。沒錯，她的反應就

和各位一樣，怎麼可能不運動才會瘦？說真的，那時候我的內心也沒有很踏實，因為缺乏較多成功的案例可以驗證，好吧，既然她聽不進去不願意照做，我也就不再多說。

往後的幾次看診，體重就在那邊上下波動，一點變瘦的趨勢都沒有。兩個月後她跟我說，要和老公回去歐洲住一個月，可能會沒有時間運動，很擔心會變胖，問我怎麼辦？我心裡一陣竊喜，心想證明這個理論的機會來了，便請她不用擔心，別亂吃就好了，回來之後一定會瘦的！

沒錯，她和各位一樣，再次展露不可置信的表情。但是，一個月後神奇的事情發生了，她沒有運動的這一個月，竟然瘦了 3 公斤，3 公斤耶！之前拚命運動了半年才瘦 4 公斤，現在休息一個月竟然就可以瘦 3 公斤，後來她才真的願意照著我建議的漸進式運動法，沒多久就恢復到懷孕前的體重了！

我常說，減肥就像男女交往一樣，一定要循序漸進、一步一步來，身心同時得到滿足，就會有好的結果。像我自己一天要吃四餐，早餐、午餐、晚餐、加宵夜，每一餐都有澱粉；更喜歡吃水果，平常也會嗑火鍋、烤肉、鹽酥雞、餅乾、零食、甜點，大家一定覺得奇怪，中醫不是只吃蔬菜、水果這些健康食物嗎？

當然不是囉，我也喜歡美食，絕對不會虧待自己的味蕾，但是我和大家不一樣的地方是，我的體重已經十年沒有變過了，其實重點就是掌握住幾個飲食的原則和挑選食物的祕訣，跟著我的方法吃，就不容易變胖，還會越吃身材會越好喔！

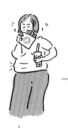

CHAPTER

1

基本觀念篇
要成為瘦子的第一堂課

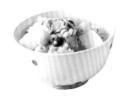

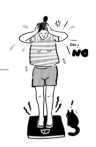

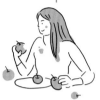

誤入歧途篇
避開陷阱，人生別再一直減肥了

基本觀念篇

要成為瘦子的
第一堂課

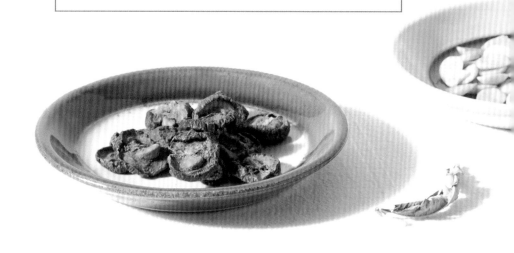

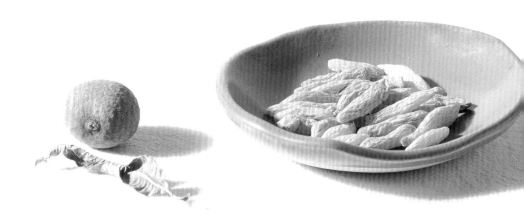

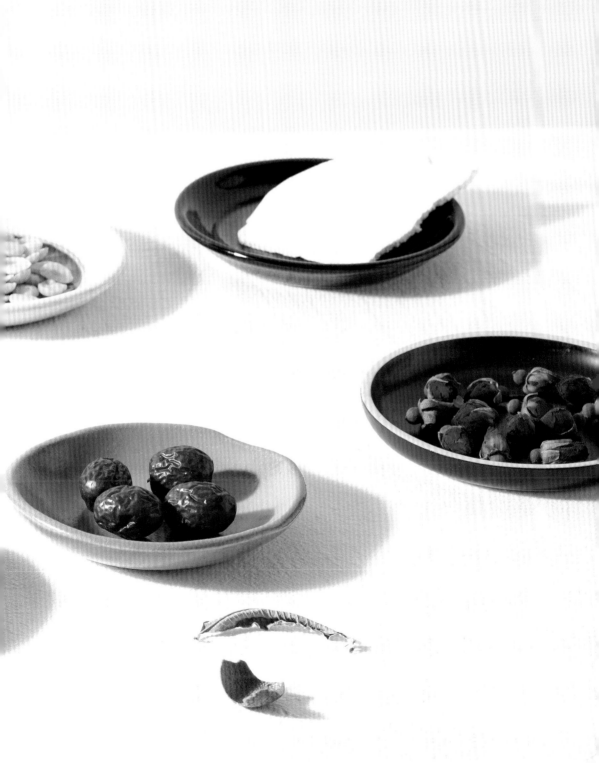

01 為甚麼瘦不下來的總是你？

胖有水腫、虛胖、實胖，
不知道自己胖的原因，
怎麼瘦！？

許多人為了減肥這檔事，花了一堆冤枉錢，走過數不清的崎嶇路。看到別人在減肥，就沒頭沒腦地跟著做，如果真的變瘦了，那是瞎貓碰到死耗子——運氣好，沒變瘦才是理所當然的，一不小心還可能會傷害到身體，最後變成難瘦、易胖的體質，豈不更慘！到底該怎麼減肥才對呢？我認為要先從瞭解自己開始，因為知己知彼，才能百戰百勝。

常有人來我的診所諮詢減肥，一開口就問說：「醫生，我是『水腫』還是『胖』？如果是『胖』，那屬於『虛胖』還是『實胖』？」

我心裡很想這麼回答：「然後咧？如果是虛胖，就會如釋重負、感到安慰嗎？胖了就是胖了，別再硬穿已經小一號的褲子了，麻煩勇敢面對好嗎？」

你是哪種類型的「胖」？

胖了就胖了，還有分不同類型的胖嗎？其實胖歸胖，造成的原因還是差很多的。許多民眾常常會搞不清楚水腫、虛胖和實胖之間有甚麼不同？接下來我就解釋清楚讓大家明白。

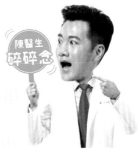

「一白遮三醜，一肥毀所有」，不管什麼體質變胖，都是自己造成的，既然變胖，就要想辦法瘦·下·來！

水腫胖

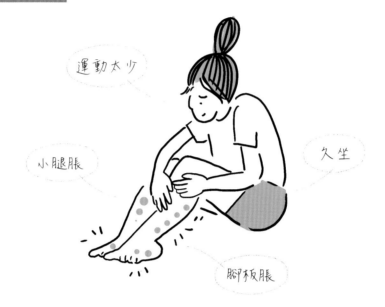

運動太少

小腿脹

久坐

腳板脹

　　甚麼是水腫？比方說女生月經要來之前，一到下午就會覺得小腿和腳板脹脹的，鞋子突然變得很緊甚至穿不下，晚上躺下來睡覺的時候有頻尿的現象，但是隔天早上起床後，發現腳又恢復正常了。如果是屬於這種情況，恭喜，妳的體重增加是因為水腫！

　　水腫的原因很多，大部分是因為身體裡面，囤積太多水分沒有排出去所造成的。最容易發生在久站、久坐，還有平常太少運動的人身上；或者，時常吃一些重口味的食物，如高鹽、高糖飲食，都會引起水腫。

虛胖

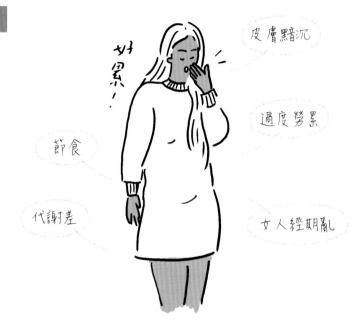

　　虛胖，就是身體變虛、代謝變差所引起的肥胖症狀。 像有的人三餐不規律、勞累過度，或是驀然發現自己胖了就開始節食，然後越吃越少，連飯也不敢碰，結果精神體力越來越差，臉色蒼白、皮膚黯沉，女人的經期混亂，男人的功能也持續衰弱，但是體重卻一再增加！這種人，唉～～很可憐，用最典型的瘦身方式一樣瘦不下來，明明已經吃很少了還被以為是大胃王！你說冤不冤枉？

　　我的門診大概有八成以上的減肥病人都是屬於這種虛胖類型，我猜正在看書的你一定也是如此。在中醫理論來說，虛胖就是因為脾虛所引起的肥胖，而中醫所說的脾，是主管消化代謝系統的。

在我行醫多年的經驗中，發現大家的心路歷程都一樣：不經意變胖之後就開始節食，結果就造成了脾虛，代謝變慢，然後就變得更胖；更胖以後又更害怕，吃得更少，然後脾就變得更虛，甚至引起腎虛，代謝又變得更慢，整個就是一個胖到無法無天的惡性循環！這種情形就像手機快沒電了，卻還不趕快幫它充電，結果手機只好自動進入省電模式，把一些不重要的功能都關起來，是一樣的道理。所以，代謝才會越來越慢。

實胖

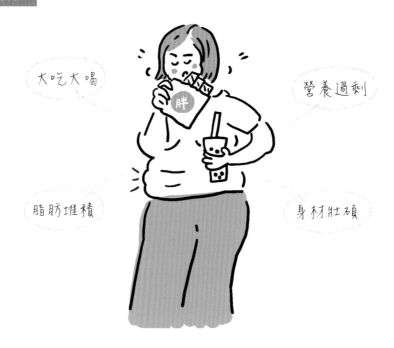

大吃大喝

營養過剩

胖

脂肪堆積

身材壯碩

而所謂的實胖，就是身體壯碩、營養過剩所造成的，如果負責的工作常常需要搬重物，或是有積極在做重量訓練，那肌肉就有變大的

可能，體重當然會增加 。另外，像完全不克制飲食量的大吃大喝，和攝取的食物中太偏向精緻加工，且為高熱量、高糖分、高油脂的內容，導致脂肪堆積，體重不用想也知道會直線上升啊！這種人，就是吃太多而已，沒甚麼好值得同情的！

三大類型肥胖的應對原則

好了，這樣你會分辨自己是屬於水腫、虛胖，還是實胖了嗎？重點來了，接著我要告訴大家這三大類肥胖的應對原則。

水腫的人很好處理，**吃點綠豆、薏仁、玉米鬚茶**這種比較可以排水的食物，把身體多餘的水分排出來，就能解決了。

面對**實胖**這種大食怪，只要改變一下飲食習慣，例如減少每餐的分量，不要常常大吃大喝，或是多增加一點運動量，**透過飲食與生活雙管齊下來調節，就會慢慢瘦了。**

如果你是**虛胖**的可憐人，那就是我們這本書主要針對的族群，**請務必要有耐心，把體質調好，將虛的地方補起來才有機會變瘦。**

有一句順口溜，說：「一白遮三醜，一肥毀所有」，但是胖不是只有外觀的問題而已，體重過重、脂肪過多更是健康敗壞的重要因素。變胖一定有原因，想要變瘦必須對症下藥，別人能成功瘦身的方法，不一定適用在自己身上，就算很幸運的瘦下來了，如果沒有把變胖的

原因徹底根除，不要怪我沒提醒你，你一定會復胖！這不是開玩笑，看看周邊不勝枚舉的例子就知道了。

儲備足夠的「脾氣」，才能有效代謝身體廢物

剛才提到脾虛，大家應該都會很好奇，中醫講的虛到底是甚麼意思？定義上來說，**虛就是身體欠缺某種東西，導致體內的運作機能變慢，而引起慢性虛弱的徵候或疾病。**

我打個比方，請大家發揮一下想像力，把脾當作銀行，那脾氣就是我們的銀行存款；上班族每個月都會領薪水，時間一到公司會把錢匯進我們的銀行戶頭，接著開始要扣繳帳單、提領家用，沒花完的錢還可以存起來，存款夠多生活才有保障，家庭狀況就能夠越來越好。脾氣就是這樣的運作模式，身體越健康，它就越足夠來運作身體內的各項功能。

但是，偏偏大家都很喜歡虐待自己的脾，不是常常飲食不規律，有一餐沒一餐的，就是餓過頭了才去吃東西，一吃又吃很多；或是愛自作孽，老吃一些不健康的加工食品。這些不良的行為都會傷害脾臟，時間久了就容易導致其受損，消化、代謝的功能當然會出現問題。

脾臟功能不足，就容易變胖

脾臟一旦拉警報，該吸收的營養可能無法如願，造成營養不良，看起來就會臉色蒼白，整個人有氣無力懶洋洋的；就算勉強吸收了，搞不好也會送錯地方，所以有些人會肚子大大的、四肢瘦瘦小小的像青蛙一樣，或是上半身瘦瘦的，屁股、大腿粗粗壯壯的。

營養難吸收、分布也錯亂還不算太麻煩，最慘的是它不幫忙排除廢物了。昏頭轉向的脾把應該代謝掉的老舊殘渣，當寶一樣存留在體內，**這些惱人的垃圾，中醫叫做濕氣，現代醫學可能就是指血脂肪、膽固醇、血糖、尿酸類的東西**，這些骯髒廢棄物除了會讓你變胖之外，還容易引起代謝性疾病，甚至是更嚴重的問題。

把脾養好了，自然會瘦下來！

想要脾臟功能健全，一定要改變平日這些不好的飲食習慣，吃東西要定時定量，就像時間到公司就得發薪水一樣；另外，飲食的內容要均衡，每一餐的量都差不多固定，不可以暴飲暴食。解決虛胖的方法，就是把脾養好，身體健康運作正常，人自然也就瘦下來囉！

一個人是否肥胖，有一套計算公式：$24 \leqq$ BMI（身體質量指數）<27，即以體重除以身高的平方。成人應在 18.5（kg/m²）～ 24（kg/m²）之間，超過將有害健康。

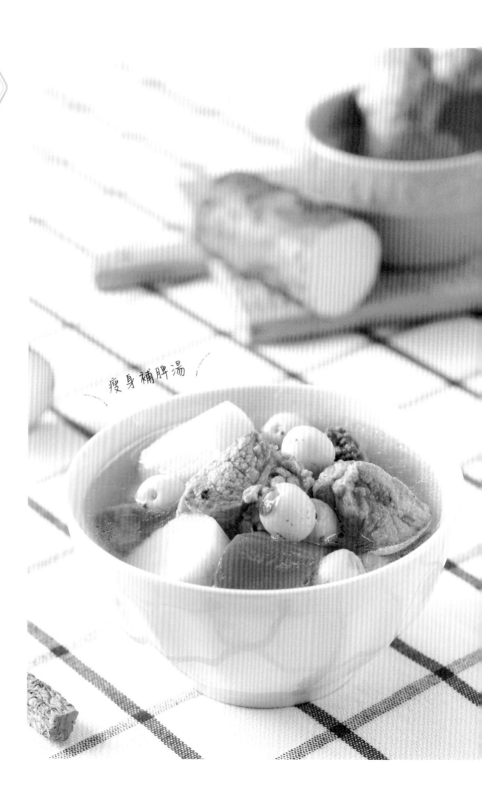

山藥紅蘿蔔補脾湯

瘦身補脾湯

脾虛的人，喝這個湯可以補脾氣。

食 材

山藥 100 公克、紅蘿蔔 50 公克、排骨 200 公克、老薑 3 片

藥 材

黨參 15 公克、蓮子 15 公克

做 法

1. 黨參放入中藥包；蓮子泡水；老薑切片；山藥、紅蘿蔔切塊；排骨切塊汆燙，備用。
2. 將 1 的材料放入鍋中，加水 2,000c.c.。
3. 以大火將水煮滾後，關小火繼續煮約 30 分鐘。
4. 加鹽調味，即可食用。

食用方式

一週 2 ～ 3 次，白天喝。

《 黨參 》

【性味歸經】味甘，性平；歸脾經（腸胃功能）、肺經（呼吸系統、皮膚）

【功　　效】補中益氣，健脾益肺，和胃養血。

【注意事項】1. 氣滯、肝火盛者禁用。
　　　　　　2. 邪盛而正不虛者不宜用。

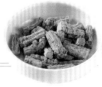

醫師小語

眾所周知，黨參最主要的功效是補氣，適合平時倦怠乏力、精神不振者服用；其亦能養血，所以也適合氣血兩虛的人。另可調整胃腸功能紊亂，抗潰瘍，增強免疫及造血功能，更有益智、鎮靜、催眠的作用，為常用的傳統補益藥。

02 　為甚麼節食減肥 注定失敗？

節食消失的只是水分，人不可能長期挨餓，所以復胖機率超高！

　　我在減肥門診中發現，幾乎每一個想要變瘦的人，都會嘗試節食。在一般人的觀念中，普遍認為想要減肥就是要先減少食量，用少吃少喝或不吃不喝的方式，來讓身體先瘦下來，之後再想辦法維持體重。但是我始終認為，節食餓肚子是一種違背人性的做法，這樣的減肥方式不但無法持久，通常效果也不會好到哪裡去。

　　坊間流傳一種計算公式，就是身體只要每增加 7,700 卡的熱量，就會增加一公斤的體重，相反的，每減少 7,700 卡的攝取，就可以減重一公斤。聽起來是蠻有道理的，而嘗試用節食來減肥的人，多半也是抱持這種觀念，認為每天減少攝取量，肥肉就會越來越少。但這樣的減肥計畫是注定徹底失敗的，以下就讓我來告訴你，為甚麼採取節食減重的方式行不通。

節食減肥，減去的只是水分

　　首先，我們來分析一下體重這件事。大家都知道，身體的重量主要是由骨頭、肌肉、脂肪、內臟、水分以及腸胃道裡的東西所組合而成的，而骨頭和肌肉這兩種組織，是不會在一天之內突然大幅增加或是減少的，相信讀者們應該都能理解。

　　那我們體內還有甚麼重量是可以快速改變的呢？沒錯，冰雪聰明的你一定猜對了，那就是水分和腸胃道裡的東西，會隨著個人的飲食與生活習慣而有所增減。

舉例來說，今天吃了一碗分量達一公斤的牛肉麵，那體重就會增加一公斤；尿了500c.c.的小便，則體重應當減少0.5公斤，很合理吧？同樣的，當人開始節食，從每餐吃一碗飯變成半碗飯，或是一天三餐減為兩餐，體重一定很快會下降，但請思考一下，這些消失的體重是來自於哪裡？

　　食物從嘴巴進入到變成廢物排出來，平均大概要經過24小時，意思就是，每個人的腸胃道裡面有這24小時吃下的東西，正在等著被消化、吸收、排泄。當你從平常的食量變成節食狀態，這些排隊的食物或是殘渣變少了，再加上肚子餓，身體呈現脫水狀態，體重當然會變輕。

　　而這些減少的體重通常在恢復正常飲食之後，馬上就回來了，除非一輩子都不想恢復正常飲食，才有可能維持這樣的體重。所以一個減重的方法，如果需要長期挨餓，餓到睡不著，那是無法長久進行而且是不健康的，所以奉勸大家，沒事不要虐待自己。

基礎代謝率愈高，愈有機會變瘦

　　其實，減肥這件事說穿了，就是要想辦法提高基礎代謝率。基礎代謝率的意思就是，24小時躺在床上不吃不喝也不動，而能讓身體維持呼吸、心跳和機能正常運作所需要的最低限度熱量。它有一個簡單公式可以計算，只要輸入年齡、身高、體重、體脂肪比例等參數之後，就可以算出自己的基礎代謝率。

基礎代謝率定義

靜態的情況下，維持生命所需的最低熱量消耗卡數

基礎代謝率怎麼算

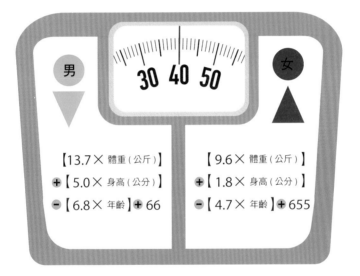

男
30 40 50
女

【13.7×體重（公斤）】
➕【5.0×身高（公分）】
➖【6.8×年齡】➕66

【9.6×體重（公斤）】
➕【1.8×身高（公分）】
➖【4.7×年齡】➕655

> **舉例** 35 歲女性，體重 60 公斤，身高 165 公分
> 基礎代謝為：(9.6x60)+(1.8×165)−(4.7×35)+655=1363.5
> 換句話說，每天攝取的熱量**不應低於 1363.5 大卡**

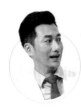

不過，這些數據參考就好！
因為真正的基礎代謝率，會因飲食習慣
和健康狀況有所不同。

但是這個數字參考就好，為甚麼呢？因為實際上真正的基礎代謝率，會因個人的飲食生活習慣以及身體的健康狀況而有所不同。像是有在做有氧運動的人，其基礎代謝率會比沒有運動的人要高；體弱多病的人，基礎代謝率當然比身強體壯的人還低。基礎代謝率越高的人越有機會變瘦，因為只要消耗量大於攝取量，就可以瘦得下來。

　　話又說回來，人體的奧妙，並不是像數學加減乘除這麼單純，人類的生命力雖然不像蟑螂一樣強韌，但也是經歷數百萬年的適應和演化，才發展出今日的運作機能與調適能力。這套模式會隨著外在環境和飲食生活習慣的改變，而調整出相對應的身體機能；舉例來說，當從平地移居高山時，因為空氣變得稀薄，氧氣量減少，身體就會製造更多的紅血球，提高帶氧量，讓人能夠在高海拔的環境中生存下來。

　　人體這種強大的自我調適能力，也是讓節食無法變瘦的主要原因。假設某人平常一天吃三餐，突然有一天開始變成只吃兩餐，在活動量不變的情況下，身體會慢慢調整運作模式，把一些不重要的功能關掉，同時把基礎代謝率調低，來適應新的飲食習慣。

　　好消息是身體要適應，至少得花兩個禮拜的時間，在完成調整之前的小空檔，消耗量的確是比攝取量高的，所以這段時間是有機會變瘦的，一旦身體適應了，攝取量與消耗量的差距消失之後，就不會再減重了。如果還想要繼續瘦怎麼辦？那就改成一天只吃一餐，再從吃一餐變成甚麼都不吃，很明顯的，這是完全不可行的方法。

節食和運動同時進行就能瘦？

我之前有個病人很聰明，聽我這樣解釋之後，就改良一下，同時進行節食和運動。於是他把晚餐停掉，然後利用晚餐時間去健身房跑步、做重量訓練，兩個月後他又回來看診，我問他成效如何，他很氣餒地跟我說：「唉～～不提也罷！只有第一個禮拜瘦了一公斤，接下來的幾個禮拜體重一動也不動。為甚麼會這樣呢？」

這個問題很有趣，我前面說過，人類是經過不同世代的適應和演化而生存下來，這些進化的過程會記憶在我們的身體裡面。回想一下，上古時代的人是住在山洞裡的，肚子餓了就得到外面打獵抓野獸來吃，吃飽後就變成獵物，需要躲避野獸的追逐而奔跑，這一跑不知道要跑多久，跑到餓壞了也不敢停下來，因為怕連命都丟了。

當時的日常生活總是處於饑餓感和大量的運動交替中，這種狀態是不是和我這位病人很像？因為常常餓肚子，但每天的活動量又很大，這時就喚醒了身體在原始時代的記憶，於是開始啟動保護機制，把吸收率調高、基礎代謝率降低，讓身體保留最大的能量，所以體重才會靜悄悄的，怎麼樣都瘦不下來。

節食能減去的體重有限，而且瘦得不健康

美國哈佛大學有一位營養學博士，他發現傳統的減肥方式很容易遇到瓶頸，因而提出了設定點理論。即是身體會依照目前的飲食生活

型態，設定出一個目標體重，這個目標體重就叫做設定點。

　　如果生活作息各方面越穩定、越規律，設定點就越固定；相反的，日常習慣越不規律，有時候早睡、有時候晚睡，有時吃得多、有時又吃得太少，或是運動視心情而定，高興就去、不高興就不去，讓整體一直處於一個不穩定的狀態，那體重就會變來變去。

　　以我自己為例，之前還在念書的時候，每天都會吃三餐，量也差不多，固定晚上 10 點睡覺，早上 6 點起床，然後也沒甚麼運動，體重就一直維持在 63 公斤左右。開始工作之後，因為比較晚下班，一天變成吃四餐，睡覺時間變成凌晨 1 點到早上 8 點，一樣沒有固定在運動。

　　因為飲食和作息都改變了，身體判斷這樣的改變應該要變胖，因此我的設定點就被設定在 65 公斤，之後體重就開始從 63 公斤慢慢變成 65 公斤，達到目標體重之後，就沒變過一直維持到現在。

　　所以用節食方式來減重，身體會感受到變化，一樣會把設定點調低，但是達到目標體重之後就會停止，不會永無止盡地讓體重減輕。如果想要讓身體不斷地去調低設定點，就只能持續減少食量，從三餐變兩餐再變一餐，總不能整天都不進食，因此飲食習慣若維持在每天一餐，身體終究會有一個設定點，當一切都平衡了，體重就不會再往下降了。由以上說明可知，利用節食減重，真的不是一個好方法。

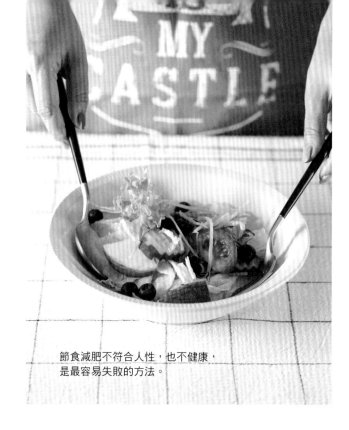

節食減肥不符合人性，也不健康，
是最容易失敗的方法。

　　總而言之，節食會瘦，但是有限，就算瘦下來了也不健康，一旦恢復飲食，很快就會復胖。你我都不可能一輩子少吃，這對生理跟心理都是莫大的折磨。釐清這個觀念之後，**最好的減肥方式還是吃飽飽的也能瘦**，具體該怎麼做，要注意哪些事項，這本書裡都會告訴你喔。

一直減肥不累嗎？

　　減肥不是在比誰瘦得快，而是怎樣可以持久不復胖！還在追求快速減肥的朋友，你有算過這是你第幾次減肥嗎？這次減得下來，下次呢？下下次呢？……**你不累嗎？**

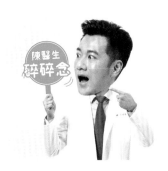

陳醫生
碎碎念

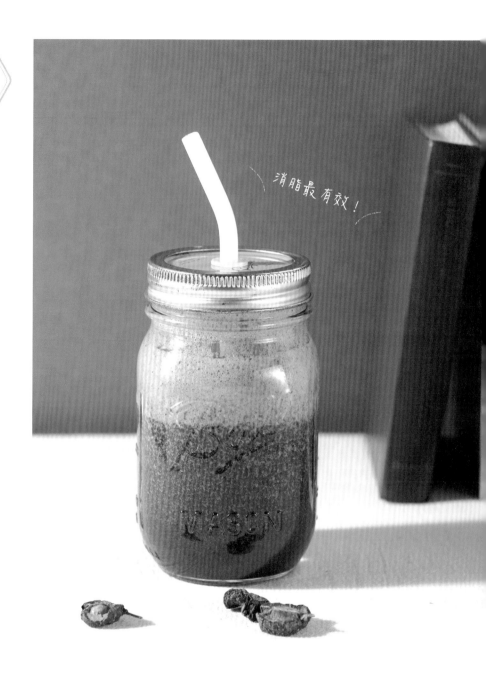

消脂最有效！

黑木耳消脂飲

外食族的飲食精緻又油膩，但正餐不敢吃太多，怕影響工作效率，所以下午茶時間可以喝杯黑木耳消脂飲，幫身體去油解膩，又可以滋陰降火、養顏美容。

食 材

新鮮黑木耳 500 公克、
洛神花 15 公克、烏梅
5 顆

藥 材

山楂 10 公克、決明子
10 公克、荷葉 10 公克

做 法

1. 黑木耳洗淨、去蒂頭；其他材料也要洗淨，
   放入紗布袋中。
2. 將木耳及紗布袋放進鍋中，加水 2,000c.c.。
3. 以大火煮滾後，關小火繼續煮約 30 分鐘。
4. 將紗布袋撈出後，把煮過的整鍋材料以及
   水，倒入果汁機中打碎。
5. 將打碎後的成品倒回鍋中，繼續煮約
   15 ～ 20 分鐘。
6. 放涼後，依個人喜好加入蜂蜜調味，即可
   飲用。

《 山楂 》

【性味歸經】味甘、酸，性微溫；歸脾經、胃經、肝經。

【功　　效】健脾開胃，消食化滯，活血化痰，行氣散瘀。

【注意事項】1. 孕婦要少吃，兒童不宜多吃。

　　　　　　2. 胃酸過多者、脾胃虛弱者少吃。

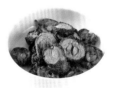

醫師
小語

山楂是很好的「開胃藥」，對食慾不振、消化不良有極佳的效果。
尤其是吃得太飽又太油膩，而感覺不舒服時，可以借助它來幫助脂
肪類食物的消化，去油解膩，所以在消脂類茶飲中常見此味。另外，
還有美容、穩定情緒、調節血壓、防衰老等作用。

03 認真運動也不會瘦，怎麼會這樣？

運動也有訣竅，做得多不一定瘦，漸進式運動才有效！

前一陣子，我的減肥門診來了一位讓我印象非常深刻的病人，是一名約莫 50 歲左右的女性，外觀上看起來就是個雍容華貴的婦人，一坐下來便滔滔不絕的跟我說：「醫生啊，麻煩給我開最強的減肥特效藥，吼，我跟你說喔，這一次我就不信瘦不下來，我不只來找你幫忙，還特別去加入一間很厲害的健身房，聘請了專業的健身教練，每天安排三小時的課程。我是真的下定決心，要逼自己每天去運動了啦，醫生你一定要幫幫我啊！」

聽到這裡，我的內心就傳出 OS……「這位女士～妳這下完蛋了！妳的減肥計劃一定不會成功的！」

嗯哼，是的，讀者們會不會覺得很好奇，為何我能如此鐵口直斷，斷定這個「雍容華貴的婦人」注定會減肥失敗呢？好的，各位請聽我娓娓道來。

根據我的經驗，像這種想靠瘋狂運動來減肥的人，用如此極端的方法，又抱著「必死」決心，最後她的瘦身之路一定會踢到鐵板，而且更嚴重的是，她這樣做不但瘦不下來，還有可能因為過度運動，而收到反效果，讓自己變得比以前更胖更肥！說到這裡，你一定覺得更奇怪了，大家不是都說想要瘦下來就得多運動嗎？怎麼可能會這樣呢？

好，各位朋友你們想想看，這幾年有沒有發覺運動的風氣突然變得興盛起來，好像加入健身房，身體就會變健康，尤其是每個城市都在瘋狂舉辦馬拉松路跑活動，我想你身邊應該也有很多朋友開始沉迷於跑步這件事了吧？

我的朋友中，還有熱衷到世界各地去參加馬拉松比賽的。但是，回過頭看看這些很積極在運動的人，他們的體重有減輕嗎？好像沒有對不對？其實想靠運動變瘦，是要有正確方法的，我猜啊，你是不是也曾經很努力去運動，但是體重卻不動如山呢？接著，我就要來告訴大家，要怎麼運動才會瘦。

怎麼運動都瘦不了的原因

　　我們先來說說，為何現代人無論怎樣運動都不容易變瘦好了，根據我的長期觀察，發現有兩大問題：

原因 1　動靜失衡

　　甚麼叫動靜失衡呢？比方說一個在日常生活中不太喜歡活動的人，待在家裡是哪裡能躺就躺，很少看到是坐著或者是站著的；吃飽飯後整個人就像一團肉球般，窩在沙發上追劇、滑手機，出門無論遠近都要騎機車或是開車，就算是只到巷口雜貨店買瓶醬油，也要騎電動腳踏車。

　　平常習慣開車的人，一旦想下車買東西，就寧願把車違規併排停在商店門口，也不願意開到遠一點點的停車位上面，好像多走兩步路會死一樣。但是這些人一到假日的時候，又自以為很追求健康，於是就跟著家人去爬山、跑步或打球，突然之間，比平常多了非常大的運動量，結果呢？

　　下場當然慘不忍睹。因為人體是有自我保護機制的，當平常安逸

許久、無憂無慮的身體突然大量運動時，會以為遇到了甚麼大災難，或是碰上凶猛的野獸要急著逃命，自然會啟動保護機制，儲存能量，以供逃難時使用。這一套完美的生存設計，反而會把代謝給調慢了，身體當然不會瘦啊！

原因 2 自不量力

　　我發現大家都很喜歡盲目趕流行，似乎沒有跟別人做一樣的事情，就會落伍變成社會的邊緣人，不但被排擠，而且還格格不入。所以看到有人在跑步便馬上跟風，有人上健身房則立即報名加入，完全不想想別人是否已累積了多少的運動基礎，才有現在的程度。

　　然後自己也不掂掂斤兩，衡量一下體力狀態，就栽了進去。試問，如果女人剛生完小孩、某人才大病初癒，或是精神很差的時候，會去做這些激烈的運動嗎？我想應該不會吧！

　　現在很多人都有一些奇怪的觀念，認為精神不好、極度勞累的時候，就應該要去運動一下，以為這樣可以增強體力、提振精神。其實，從中醫的角度來看，雖然運動可以讓身體的氣血循環變好，**但是體虛的人並不適合做激烈運動，**因為這樣會讓身體的氣血消耗過度，不但補不到氣，沒辦法增強體力，還會越運動越虛，身體越虛代謝就會越慢，離瘦的目標自然相距更遠。

　　看到這裡，是不是該自我反省一下，本身就是那種動靜失衡又自不量力的人嗎？你一定很想知道要怎麼樣運動才會瘦吧！放心，我一定會教你，但是在說明之前，要先讓你知道，正確的觀念能幫你上天

堂，錯誤的認知只會害你住病房。

好了，現在就來提供一些正確的觀念。

簡單又輕鬆的消脂方法：
用 45 分鐘走 4.5 公里

你們知道當食物吃進肚子以後，是如何在身體裡產生我們所需要的能量？又會在甚麼情況下堆積起來嗎？

食物到達胃腸後，一開始會被消化分解成葡萄糖，釋放到血液裡面，就叫做血糖；血糖是我們身體活動時，最直接的能量來源，但是如果血糖上升的太高，體內就會自動分泌胰島素把血糖降下來，然後血糖就會轉變成肝醣，暫時儲存在肝臟以及肌肉中。這個肝醣就是提供我們平常活動所需要的庫存能量，如果肝醣太多沒用完，就會再轉變成脂肪儲存起來。

當我們運動的時候，主要的能量來源是葡萄糖和肝醣，肝醣用完了才會開始燃燒脂肪。但是畢竟我們的運動時間有限，就算一天能夠運動 8 個小時，還是有 16 個小時是沒有在運動的，因此，要怎麼樣讓身體在不運動的狀態下，仍然能維持比較高的基礎代謝率，來幫助消耗脂肪呢？

有一種運動大家一定都聽過，那就是有氧運動，重點不是有沒有

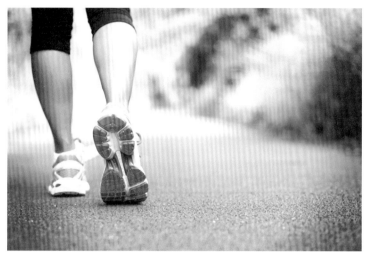
快走是最輕鬆又有效的運動。

去健身房，不是上了甚麼課，也不是有沒有流汗──很多人會說我都有流汗啊！拜託！我離開冷氣房就會流汗了，這樣是會瘦喔？重點在於有沒有讓心跳數拉高到 120 下以上，連續維持 30 分鐘以上，達到這兩個標準才算是有氧運動。**最簡單、輕鬆、愉快、不用花錢的方式，就是以時速 6 公里的速度快走 45 分鐘，差不多是 4.5 公里的距離，通常就可以達到有氧運動的效果了。**

問題來了，很多人每天都在快走、跑步，運動選手的運動量和運動時間更長，他們也沒有一直瘦、一直瘦啊？大家一定也有這樣的疑問，但你知道嗎？人的適應力雖然不比蟑螂，但如果時間長了，身體也是會習慣的，古人不是說「入芝蘭之室，久而不聞其香嗎？」所以，如果每天的運動量都固定，那基礎代謝速率就會慢慢趨於穩定，身體

的攝取和代謝平衡了，體重就不會上下波動了。

換句話說，運動量有改變，體重才會跟著變，亦即盡量不要讓身體處於安逸狀態，需不斷去破壞身體平衡，適時調整運動量，才能提高代謝率。

漸進式運動法：每兩星期調整運動量

如果你平常是個沒有運動習慣的人，我建議採取漸進式的運動法，從一個禮拜運動一天開始，兩個禮拜後改成運動兩天；以每兩個禮拜為單位，逐次增加，增加到一個禮拜 3 ～ 4 天之後，就不要再增加了。接下來可以有兩個禮拜的休息時間，這兩個禮拜都不要去運動，好好的養精蓄銳，順便也讓身體以為你不會再運動了。

兩個禮拜過後，再從一個禮拜一天開始運動，這樣運動量就一直處於變動的狀態，身體為了要應付此種變化，會持續維持代謝的狀況，體重才有機會慢慢減下去。

不需太刻意，隨時隨地都能動

不管是不是為了瘦身而運動，只要願意動，絕對是好事，就算不瘦也健康啊。但如果是為了瘦身而運動，那就一定要講求方法，只要以上幾個大原則有做到，很容易就可以提高基礎代謝率，達到瘦身的目的。

但是運動的效果短時間之內是看不出來的，重點是持之以恆，所以我認為運動也不要太刻意，能夠融入生活之中是最好的。

像是搭捷運的時候可以站著，隨著車子的晃動，順便訓練核心肌肉群；或是提早 1 ～ 2 站下車，再步行到目的地，就不用花錢去健身房被跑步機「玩」。

我們常說，要謝的事情太多，那就謝天吧！但是，可不能說要改的事情太多，那就改天吧！如果是真心想要運動瘦身，改天不會更好，現在、立刻站起來、走出去，你一定也可以越運動越瘦喔！

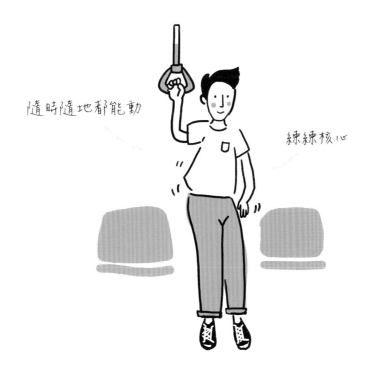

隨時隨地都能動

練練核心

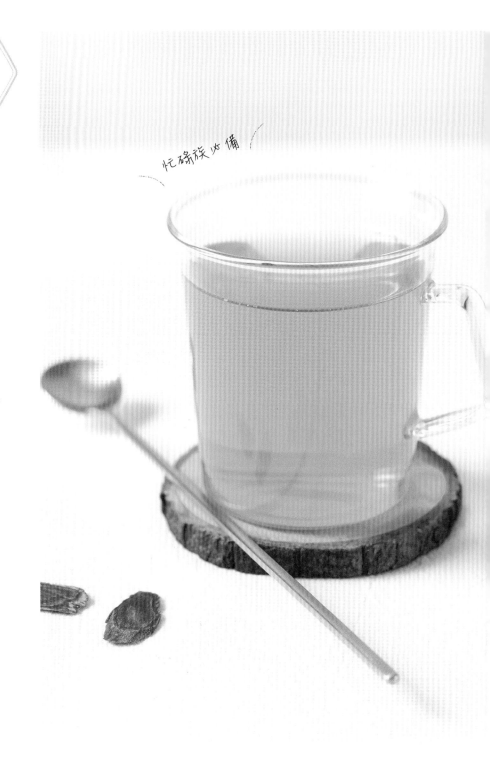

人參枸杞紅棗茶

忙碌族必備

氣足了，運動效果才會好，所以平常可以多喝點補氣的茶飲。

藥 材

人參 10 公克、枸杞
10 公克、紅棗 5 顆

做 法

1. 將所有藥材放入紗布袋中。
2. 把紗布袋放進鍋中，加水 1,000c.c.。
3. 以大火煮滾後，關小火繼續煮約 15 分鐘，即可飲用。

食用方式

白天喝一杯，約 350c.c.。

注意事項

感冒期間不要喝，以免延緩病程。

《 人參 》

【性味歸經】味甘、微苦，性微溫；歸心經、肺經、脾經。
【功　　效】大補元氣，補脾益肺，生津，益智安神。
【注意事項】過度虛弱者，感冒、感染者，經期女性，血壓
　　　　　　偏高者，腹瀉者等不宜服用。

醫師小語

人參自古即有「藥王」之稱，具有許多功效，包括補元氣、甩疲勞、提高新陳代謝率，其所含有的營養成分及對症用藥，會因生長環境與方式不同而有所差異，所以在使用時，必須先了解自己的體質再來選擇正確的參種。

04 體重下降等於
減肥成功？

減肥要減的是肥膩膩的脂肪，而不是讓體重下降，增肌減脂才是關鍵！

我的減肥門診中曾經有一位 30 歲左右的女性病人，本來身材纖細，但大學畢業開始工作後，體重卻直線上升，怎麼都瘦不下來。她除了找我看診之外，還請了一位獲得無數金牌的健身教練來教她重量訓練。重點來了，她的減肥計畫中，除了有我這位地表最帥中醫師高超的體質調理技術，和私房減肥處方之外，還加上健身教練的魔鬼課程，雙管齊下努力減肥之後，照理說應該會瘦得很快才對。

但是兩個月過去了，她的體重跟體脂肪不但沒甚麼改變，外觀還練成孔武有力的金剛芭比，虎背熊腰的感覺讓她覺得好懊惱！為甚麼會這樣呢？

減「重」和減「肥」是完全不同的概念

我們先來釐清一個觀念，減「重」和減「肥」其實是不一樣的兩件事情！很多減肥的人都有個小確幸，站在體重機上，看到數字掉了就很開心，如果數字上升，即使只有 0.1 也要難過好幾天，這些人把數字當作減肥是否成功的唯一指標。

其實體重機的數字不能代表一切，因為減重跟減肥是兩個不同的概念。減重顧名思義就是把體重減輕，在意的是重量的數字有沒有減少，但是大家別忘了，**身體裡那一堆油膩膩的脂肪才是肥胖的敵人啊，它才是危害健康的元凶**，所以減肥應該要消滅囤積在身體裡面的脂肪才對，而不是只要減掉體重。

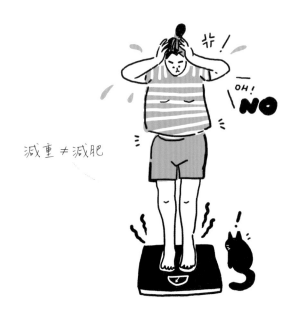

減重 ≠ 減肥

　　另外，很多人可能都無法分辨自己使用的瘦身方式，到底是減掉了脂肪，還是因水分流失而暫時少了一點體重？就像有些人去蒸氣室烤一烤，出來時馬上少了一到兩公斤，以為蒸氣烤一下就會燃燒脂肪，立即轉身進去繼續蒸烤個夠，烤到昏天暗地人都快虛脫了才願意出來。

　　因此，每次聽到有人說蒸氣室有減肥的神奇功效，我都覺得好笑，事實上，只不過是流了一身汗，把水分排出體外所造成的假象而已，喝點水馬上就彈回來了啊，跟脂肪一點關係也沒有。也有人說，減肥一定要鍛鍊肌肉，肌肉越多代謝就越快，但是女孩們可就不開心了，渾身肌肉會不會看起來很大隻，像浩克一樣？到底這個方法對不對呢？唉～～想要變女神怎麼那麼辛苦啊，看來我必須要傳授祕訣，教大家如何和肌肉成為好朋友，讓它不只能幫忙減重，還能減掉脂肪，維持好身材。

肌肉愈多代謝愈快，減肥就是要「增肌減脂」

　　你一定有聽過「每公斤肌肉每天可燃燒 100 大卡熱量」，或是「走四十幾個小時所消耗的熱量，就有辦法瘦 1 公斤」的傳言吧，從今天開始，請先忘了它們，我要再次強調，人體的代謝速率不是像數學公式一樣，簡單用加減乘除就可以計算出來的，它牽涉到身體很多機能和荷爾蒙之間的交互作用，以中醫來說，就是和五臟六腑的氣血盛衰都有關係。

　　要知道，肌肉纖維本身並不會為新陳代謝帶來大幅度的變動，而且在肌力訓練的當下，身體燃燒的熱量並沒有做有氧運動的時候多，但好消息是，身體的生理作用為了合成以及保持新生的肌肉組織，必須提供能量去修補受損的地方，這將對整體的新陳代謝系統起了一個很巨大的影響，也就是在休息的過程中還會持續消耗熱量。曾經有研究顯示，重量訓練可提升體內熱量代謝能力，時間長達 39 小時，因此擁有越多的肌肉，身體就越能有效運用飲食中的營養，而不是把它們用脂肪的形式堆積起來。

　　不要一聽完上面的說法，就放棄做有氧運動，然後拚命去練肌肉。減肥的過程會有幾個階段，剛開始是感覺皮下有一層厚厚的脂肪包在肌肉的外圍，所以人看起來就是圓滾滾的，這時不管怎麼鍛鍊，基本上外觀還是原樣；等到瘦到一個階段，皮下脂肪減少了，肌肉的線條就會開始顯現，這個時候再加把勁，男人想要的人魚線或是女人夢寐以求的馬甲線，就會跑出來了。**其實減肥就是要「增肌減脂」，意即增加肌肉、減少脂肪，但是隨著減重的不同時期，增加肌肉和減少脂肪的比例也就有所不同。**

第一階段：開始減重時，要以減脂為主

在剛開始減重的時候，因為體脂肪還很多，肌肉量和肌肉強度相對是比較弱的，所以要先求減脂。如果一開始就用高強度的重量訓練來鍛鍊肌肉，不但沒有效果，還有可能留下一個運動好累或運動對我沒效的錯誤印象，因此這個時期要以有氧運動為主，搭配輕度的重量訓練。

如果你本來就沒有運動習慣的話，欸⋯⋯我想應該是沒有運動習慣啦，不然怎麼會變得這麼胖呢？好，**針對沒有運動習慣的你，我建議先從一個禮拜運動 1 ～ 2 天開始，請嘗試快走、慢跑、有氧舞蹈、瑜珈、騎腳踏車等有氧運動，記得心跳每分鐘要達到 120 下，且連續運動 30 分鐘才能達到有氧的效果。**

等到適應這樣的運動周期和運動量之後，再慢慢增加到 1 個禮拜 2 ～ 3 天，如果能用我教大家的「漸進式運動法」（請參考「認真運動也不會瘦，怎麼會這樣呢？」章節），改變運動量來避免身體適應，消滅脂肪的效果一定會更好。另外，**每個禮拜請再搭配一次輕度重量訓練。**利用自身體重做徒手訓練，或者是用健身器材的最低負重皆可，讓身體稍微超過原來的負載，肌肉就會慢慢增加。

俗話說，萬事起頭難，剛開始減重的時期是最難熬的，除了要改掉不良的飲食習慣，從事平常不喜歡的運動之外，更讓人氣餒的是，在運動後也看不到甚麼明顯的成果，**因為在皮下脂肪變薄之前，肌肉線條是不會顯露出來的。**還有可能會像生氣的綠巨人浩克一樣，看起

來更大一隻，不少人因此半途而廢，而肌肉會突然變大，也只是訓練過後的暫時充血而已，休息幾天就消掉了。

第二階段：脂肪變薄、體重變輕後，要減脂並增強肌肉

如果能撐過減重初期的種種考驗，幾個月之後一定可以感受到，皮下脂肪漸漸變薄、體重開始變輕了。**等到體脂肪或是體重降低的目標完成 30％之後，除了要持續減脂之外，還要開始增強肌肉，所以要將重量訓練的天數增加為一週兩天，同時開始增加訓練時的負重，而有氧運動的部分維持原來的頻率跟量就好。**這麼做的好處是可以持續提高基礎代謝率，燃燒體脂肪，同時加強肌肉的鍛鍊。不過有一點要特別注意，就是未來的體型。如果希望自己是肌肉很大塊的強壯型，那重量訓練的天數可以再增加，負重也要持續加強下去；倘若目的只想變瘦，維持個好體態，同時增加點肌肉維持代謝率，那我建議重量訓練要適可而止，看到肌肉線條出來就 OK 了。

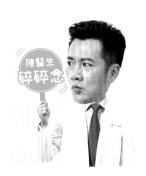

陳醫生碎碎念

不亂吃、不亂動，有很難嗎？

該吃就吃，不要不當節食，吃飯、喝水、有氧運動，這就是當瘦子的祕密！

第三階段：打造一個不會胖的體質

等到體脂肪或是體重目標完成 80 ～ 90％之後，體態、肌肉量、代謝率和運動習慣，都已經變得非常美好，這時候就要開始守成，打造一個不會胖的體質。可以著手減少有氧運動的量到一個禮拜 1 ～ 2 天，同時一個禮拜至少要有一次重量訓練，來維持住代謝率和肌肉量，千萬不能完全不運動，如果代謝率一下子降太多，可是會復胖喔。

注意！蛋白質切勿攝取過量

最後，有一件事一定要再三叮嚀。很多人想要練出肌肉，便開始吃高蛋白食物，如雞胸肉，或是喝高蛋白飲品，不管有沒有運動，想喝就喝。大家一定要有一個觀念，不是只有吃太多脂肪才會變胖，即使是吃蛋白質和碳水化合物，只要超過身體所需的量，且無法代謝掉，都會變成脂肪儲存起來。

有些人更誇張，其他食物都不吃，只吃蛋白質。這種營養不均衡的飲食，長久而言對身體健康是不好的，**因此在增肌減脂的減肥過程中，我建議飲食還是要均衡，可以多增加一點蛋白質的攝取量，但是碳水化合物、纖維質一樣不能少。**

給瘦不下來女孩的運動處方

階段 **1**

以減脂為主

1 星期 1-2 次

有氧運動

快走、慢跑、
瑜伽、騎自行車

【注意】心跳每分鐘要達到
120 下,且連續運動 30 分鐘

+

1 星期 1 次

輕度重量訓練

利用自身體重做
徒手訓練

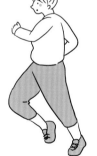

階段 **2**

減脂增肌

1 星期 2-3 次

有氧運動

快走、慢跑、
瑜伽、騎自行車

【注意】心跳每分鐘要達到
120 下,且連續運動 30 分鐘

+

1 星期 2-3 次

輕度重量訓練

比第一階段增加
負重的訓練

【注意】肌肉線條出來後,
就不要再增加重量訓練!

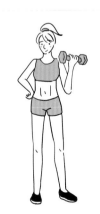

階段 **3**

打造一個不
會胖的體質

1 星期 1-2 次

有氧運動

快走、慢跑、
瑜伽、騎自行車

+

1 星期至少 1 次

重量訓練

來維持住代謝率
和肌肉量

【注意】千萬不能完全不運
動,如果代謝率一下子降太
多,可是會復胖的喔!

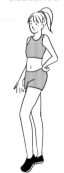

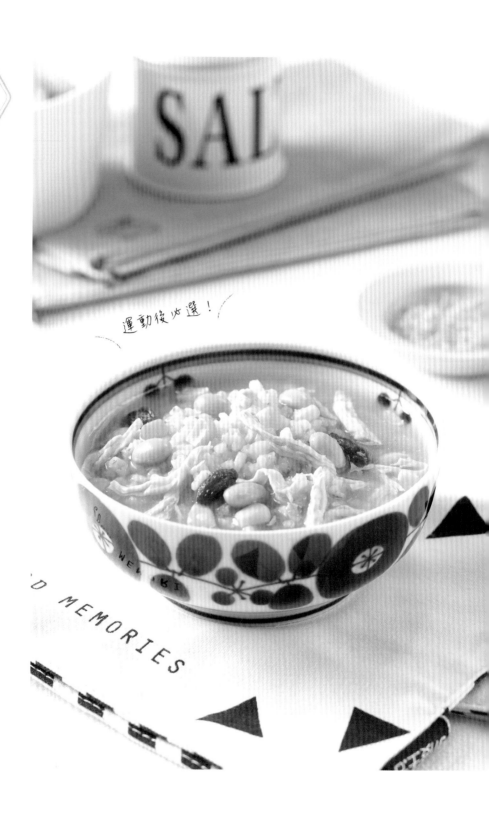

增肌糙米粥

運動後取代正餐食用。

運動後火選！

食 材

糙米 100 公克、玉米粒 100 公克、毛豆仁 50 公克、雞胸肉 150 公克

藥 材

黃耆 10 公克、枸杞 15 公克、炒白芍 10 公克、炙甘草 5 公克

做 法

1. 糙米洗淨、泡水；雞胸肉切塊；黃耆、炒白芍、炙甘草放入紗布袋中，備用。
2. 將紗布袋及枸杞放進鍋中，加水 2,000c.c.，先以大火煮滾，轉小火後繼續煮 15 分鐘，將中藥包撈起。
3. 將雞胸肉燙熟，用手剝成細絲。
4. 將糙米、雞胸肉、玉米粒、毛豆仁放入步驟 2 鍋中，煮約 45 分鐘，直到糙米及毛豆仁軟化好入口。
5. 加鹽調味，即可食用。

 注意事項

1. 素食者可以把雞胸肉換成黃豆、香菇或是其他蔬菜。
2. 如果糙米不容易煮軟，可以把泡水的時間拉長，也可以在煮之前，先放到果汁機稍微打碎。
3. 感冒初期不要吃。

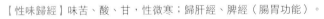

《 白芍 》

【性味歸經】味苦、酸、甘，性微寒；歸肝經、脾經（腸胃功能）。

【功　　效】養血調經，平肝止痛，斂陰止汗。

【注意事項】1.因有鎮靜功效，嬰幼兒及老年人不宜長期或過量服用及單獨大量使用。
　　　　　　2.虛寒腹痛泄瀉者慎服。

醫師小語

在中藥材裡，白芍雖然不是主角，但在健脾、養血、調經理氣等方劑裡，都可看到它的蹤跡。現代醫學研究，其有四大作用，一是心血管方面，可擴張冠狀動脈、降血壓；二為保護肝臟，減少毒素侵擾；三則可解痙，抑制肌肉收縮；四是鎮痛，緩解各式疼痛。

05 體重反彈是因為「沒毅力」？

有可能是你的方法太極端、太不符合人性，所以撐不下去！

以現代人的審美觀念來說，最最最基本的條件就是要擁有窈窕的身材，因此減肥幾乎已經成為全民運動，每個人都無所不用其極地想要找到瘦身的捷徑，所以只要聽到某人在一個月內就瘦了好幾公斤時，立馬追問方法是甚麼，希望能如法炮製，趕快瘦下來。

先不說同樣的方法套在自己身上，會不會有相同的效果，要知道的是，用錯誤的方法來快速減重，可是會產生很多不良的後遺症喔。最常見的像是免疫力降低、荷爾蒙混亂、月經失調等等，如果你覺得只要減肥成功，這些都是小 case 的話，那容我再說一個最可怕的後遺症，就是「復胖」！復胖就是好不容易瘦了幾公斤，本來以為勝券在握，但是體重卻開始逐漸反彈，這真是慘絕人寰的悲劇啊！

到底是甚麼原因造成體重反彈呢？現在就讓我來為大家分析這個前因後果。

不當的減肥方式，會使體重產生「溜溜球效應」

很多快速減重成功的人，都會面臨一個叫做溜溜球效應的問題，就是千辛萬苦才減下來的體重，維持沒多久卻又開始反彈回升，甚至比原來的體重還要重，然後就更用力減肥，於是體重下降到某個程度以後又彈回來，這種不斷減肥不斷反彈復胖的情形就稱為「溜溜球效應」。

有溜溜球效應的人，通常都是因為用了太過於極端的減重方法，

像是過度節食把自己餓得半死，或者是用大量激烈的運動來消耗熱量；使用這些方法的人剛開始一定會覺得超開心的，因為體重會像玩溜滑梯一樣瞬間下滑，這時候內心想必是充滿了成就感。

隨著時間過去，身體有可能開始出現一些不舒服的症狀，同時體重也會進入停滯期，這時候就容易焦慮、沮喪，而且害怕成為減肥界的魯蛇，於是又四處打聽更厲害、更極端的減肥方式來嘗試，但是卻毫無成效。

看著體重機上的數字一直掉不下來，甚至是往上升，就崩潰了，接著進入一段自暴自棄的墮落時期，會開始肆無忌憚地大吃大喝，彌補之前因為認真節食所造成身心靈上的空虛。等到體重和鬥志再度回升的時候，又握緊雙拳，決定重新挑戰，於是又進入下一輪減肥與復胖的惡性循環之中。這樣的輪迴是不是很可怕？

為甚麼不當的減肥方式，會產生溜溜球效應呢？因為當每天攝取的熱量，低於維持生命所需「基礎代謝率」的時候，身體會開始脫水，接著消耗肌肉和脂肪，這時體重真的會下降一些。但是人體為了保護自己，就會降低代謝率，因此進入減重的停滯期。

一旦恢復正常飲食後，身體的吸收率會變得特別高，脂肪當然增加得很快，由於代謝率下降，因此復胖在所難免；**更可怕的是，只要體重開始出現反彈效應，就會一次比一次更難瘦下來，變成難瘦易胖體質，身體會越來越虛，體內脂肪的含量也越來越高。**

如何避免落入「溜溜球效應」的惡性循環

Point 1 不要隨意開始新的方式

在還沒有認清上一次減重為甚麼會失敗之前，不要輕易開始新的一次。走老路是到不了新地方的，請回想上次減重瘦下來的原因在哪裡？要記取成功經驗，也要想想為甚麼會放棄，失敗的原因是甚麼？不要隨便把體重反彈歸咎在「沒毅力」，其實撐不下去的主因很有可能是方法太過激烈、太不符合人性了啊！

Point 2 不要一下子做太多的改變

不能長期堅持的減肥方式，就先不要做。例如本來天天吃甜食，馬上變成完全都不吃，而且還強迫自己每天要運動，相信我，兩個禮拜後你就會自動投降。我建議可以先慢慢減少吃甜食的次數，從一周 7 次降到一周 3 ～ 4 次，讓身體適應了再繼續減半，這樣才能維持長久。

沒有運動習慣的人，也要遵行同樣的道理。先從一個禮拜運動一天開始，再慢慢增加到 2 ～ 3 天，接著再循序漸進地增加訓練。我們之前談過的漸進式運動法就是如此，都是為了讓身體逐漸適應吸收與消耗的頻率，然後取得一個減重的平衡點。

Point 3 要設定合理的減重速度

千萬不要好高騖遠，想一周就要瘦 3 ～ 5 公斤。一個星期 0.5 公斤是最安全又健康的速度，所以如果是曾經追求快速減重、但卻多次反彈的減重常客呢，我建議要放慢腳步，成功的減重不是比誰瘦得快，而是要瘦得持久又不復胖，這才是終極目標。

Point 4 營造「一起變瘦」的環境

　　想要成功減肥，就要創造一個能夠幫忙變瘦的環境。如果身邊的親朋好友都是喜歡大吃大喝的人，我想你也很難堅持不「同流合汙」吧；相反的，如果周遭都是對飲食很節制、又喜歡健身運動的人，你不覺得在這樣的環境下，光用想的就會瘦了嗎？

　　想瘦得好，就要把健康的生活方式放在第一優先，同時分享給家人、朋友或同事夥伴，這一點很重要，不要只在意體重的數字。沒有叫你拒絕朋友的邀約或聚會，而是要懂得養成良好的習慣，例如今天吃完大餐，後面幾天就要調整飲食，少吃多動，當朋友、家人看到你成功瘦下來，也會受到影響而學習效法。

藉口永遠是減肥的大敵

　　很多人一直陷在溜溜球效應中，瘦了又胖，胖了又想盡辦法讓自己瘦下來，體重就這樣上上下下不斷地擺盪，減肥似乎成了一輩子的功課，因為永遠沒有達成目標的一天。或許你會把責任推給體質，或是找些其他的藉口來證明自己沒有失敗，例如工作太忙了，沒時間運動；或者天氣這麼冷，怎麼能不吃火鍋……之類的。

　　我認同體質的確是導致肥胖的原因之一，但是會有這樣的體質是誰造成的呢？還不是自己？減重的時候只會看數字，也不好好想想減掉的到底是水分、肌肉，還是脂肪。過分要求減重速度，只看結果不考慮後果的下場就是，溜溜球效應的機會大幅增加。

靠減肥藥、代餐包減重，
效果不持久也易有副作用

　　靠飲食和運動減肥超級有夠累，很多人會開始尋求外力的支援，例如吃減肥藥、代餐包或營養品，但我不鼓勵。因為不可能一輩子不正常飲食，而且減肥藥通常有副作用，吃太多既傷身體，又容易衍生其他問題。代餐包或是營養品也都無法取代正餐，長期食用會有營養不良、內分泌失調等後遺症，與其尋求外援，不如好好檢視自己的生活習慣。

　　如果你的體重已經像溜溜球一樣，上上下下好幾次了，到底該怎麼辦呢？除了嘗試以上的做法，好好檢視過去減肥的方式是不是太極端了？設定的減重目標是不是太誇張了？還要徹底檢討肥胖的原因，把它從生活中排除，否則就永遠不可能減肥成功，達到想要的完美體態。

「針」一下，可以突破減肥的停滯期？

　　在門診中，經常有人覬覦著埋線和針灸的神效，到底有沒有效呢？

　　其實針灸跟埋線雖然可以幫助減肥，還可以局部雕塑，讓曲線更加漂亮，但平常也要吃飽睡好多運動，千萬別什麼都不做就想減肥！

　　如果可以先乖乖跟醫師合作，讓醫師幫忙調理好體質，這樣才能瘦得更健康。

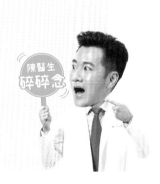

陳醫生碎碎念

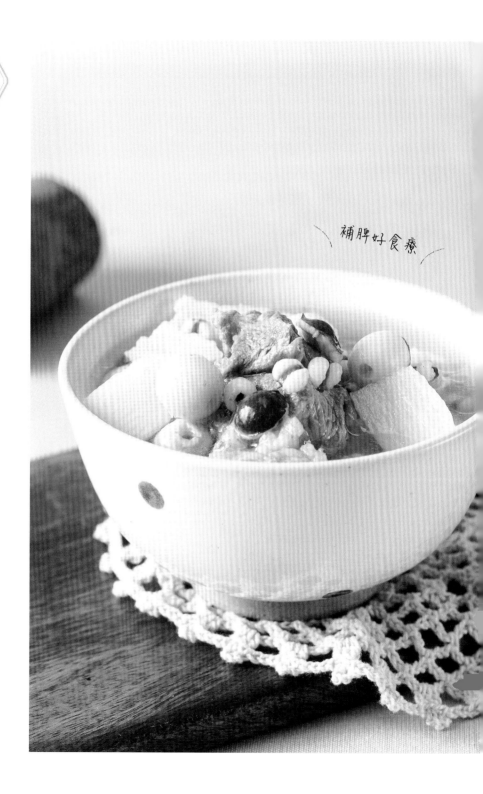

加味四神湯

可以補脾、排水，
避免減肥後的反彈。

補脾好食療

食 材

排骨 150 公克、山藥 100 公克、薏仁 30 公克

藥 材

芡實 30 公克、蓮子 30 公克、茯苓 30 公克

做 法

1. 山藥削皮、切塊，芡實、蓮子、薏仁泡水，排骨汆燙，備用。
2. 將芡實、蓮子、薏仁、茯苓放進鍋中，加水 2,000c.c.，先以大火煮滾後，轉小火繼續煮約 20 分鐘。
3. 加入山藥及排骨繼續煮，直到所有材料軟硬適中好入口。
4. 加鹽調味，即可食用。

食用方式

任何時間都可以食用。

注意事項

素食者可將排骨換成任何蔬菜。

《 蓮子 》

【性味歸經】味甘、澀，性平；歸脾經（腸胃功能）、腎經、心經。

【功　　效】益腎固精，補脾止瀉，止帶，養心。

【注意事項】患有氣喘的人不宜經常食用。

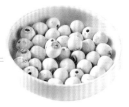

秋天的氣候由熱轉寒，很多人容易口乾舌燥、心煩睡不好，此時吃蓮子正是時候！因其能降虛火、補脾止瀉、安神養心。而它又兼具食材與藥材兩種特色，常被廣泛使用在各種料理和甜點中，在滿足大家口腹之慾的同時，也達到養生的目的。

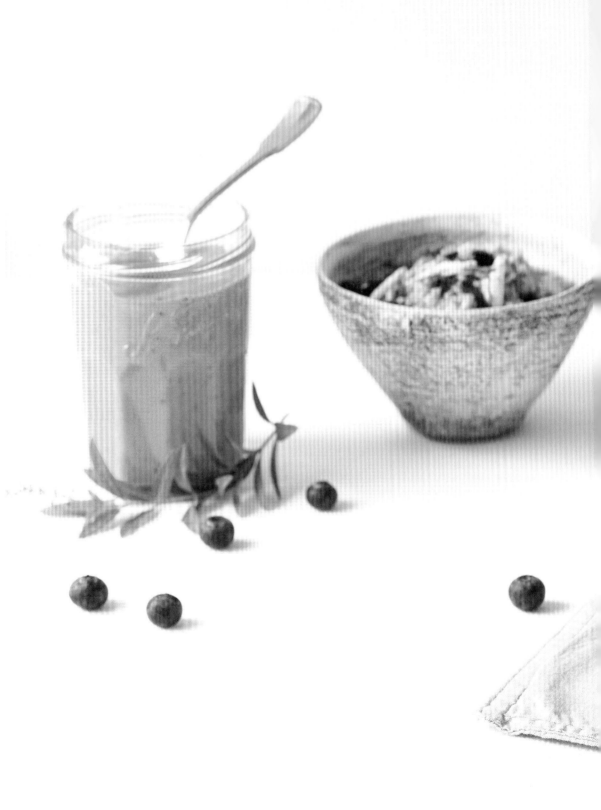

從吃開始瘦

吃好、吃對、不挨餓
才是關鍵

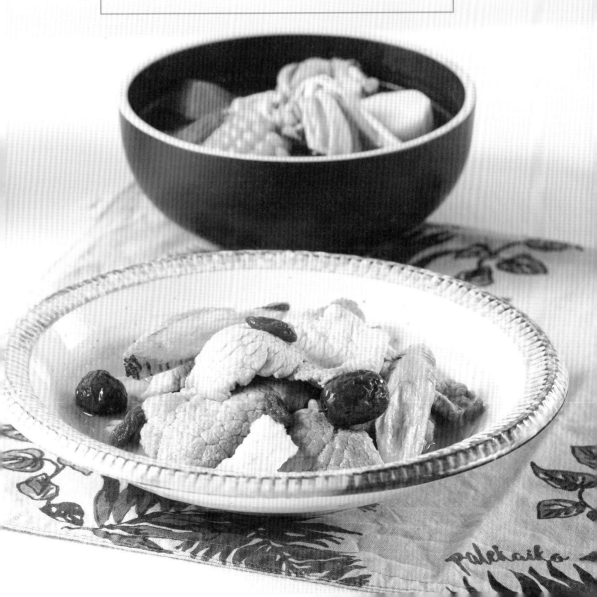

01 不吃早餐反而會變胖

Yes！吃頓好早餐，身體才會開機，隱藏版的祕技讓你瘦更快！

最近有個患者來看診，他說這半年來都有氣無力，提不起勁，一上班就想下班，精神根本無法集中，坐在電腦前面就一直打哈欠、想睡覺，眼皮都快闔起來了。

我幫他把脈後發現他的脾很虛，一看就知道是飲食出了問題，他才坦言自己晚睡晚起，所以早餐就跳過不吃，省錢之餘還可以減肥。我反問他，「這半年沒吃早餐，為什麼變得更胖？身體還變差？」其實這是很多人常有的減肥迷思！根據媒體調查發現，將近一半的胖子都是不吃早餐的，也就是十個胖子中有五個不吃早餐，而且這五個胖子中，又有三個是因為想減肥所以才不吃早餐。

省略早餐剛開始或許會使人體重下降，但是長期以往不僅不能減重，還會損害身體健康，而且越減越胖、越減越肥。為甚麼會這樣呢？

吃完早餐身體才會開機

大家要知道，我們夜晚進入睡眠狀態後，身體的運作機能會慢慢緩和下來，呼吸、心跳都會變慢，讓身體處於一種待機狀態。隔天早上起床後，就需要足夠的能量來啟動大腦及身體各器官的運行，而早餐就是提供能量的來源，讓身體跟大腦儘快醒過來。如果不吃早餐，會讓身體誤以為還在睡覺，生理時鐘就會出現延遲，因此整天精神不振，還容易發生遲鈍、記憶力下降、低血糖、營養匱乏等情況，甚至因為胃酸分泌增多而導致腸胃疾病。

古人說：「一日之計在於晨」。依據中醫理論，每天的 12 個時辰對應到人體的 12 條經絡，早上 7 ～ 9 點正走到「胃經」，所以在這個時段吃早餐，給身體能量，就像按下開關一樣，可以啟動全身的新陳代謝功能，然後體內才有足夠的能量來燃燒多餘的脂肪，讓你有機會達到瘦身的效果。而且人的身體是有記憶性的，開始每天不吃早餐後，一旦身體適應了低能量的情形，就會把基礎代謝率降低，當代謝少了，不但不會變瘦，還更容易胖。

　　所以，想要減肥的人，起床後一定要趕快吃早餐，最遲在一個小時內就應該用餐完畢，這樣才能維持身體的節奏，對健康非常重要。而且早上起床通常是最餓的時候，因為從晚餐後，到睡一覺醒來，已經過了十到十二小時了，幹嘛還不吃早餐來虐待自己呢？吃飽飽才有體力減肥啊！

　　在瞭解早餐的重要性之後，大家一定又想問，對於急欲瘦身、減肥的人來說，早餐怎麼吃才健康？才正確？

早餐選擇的三大錯誤

NG 早餐 ❶　喝含糖量高的果汁

　　你或許會覺得，從一杯果汁開始美好的一天，是很健康和有益減肥的事，但果汁也可能隱藏容易發胖的危機。首先，商店裡包裝販售的果汁千萬不能喝，因為它們含有大量的糖分，喝了之後減肥計畫就徹底失效了。早餐應該要喝新鮮現榨的果汁，富含各種維生素、礦物

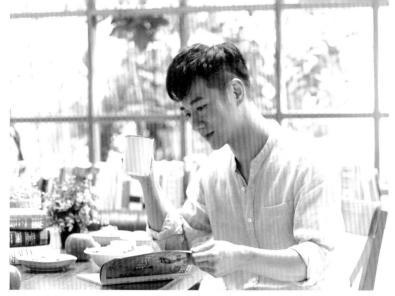

早餐前來杯咖啡，能加速新陳代謝。

質等天然營養的成分，記得別把果汁中的渣渣濾掉，因為水果中的纖維可增添飽腹感，同時又可以降低升糖指數，讓你維持血糖的穩定，到午飯前都不會有饑餓的痛苦。

NG 早餐❷ 以蛋糕甜點當主食

走在街上，看著麵包店裡琳瑯滿目的糕點是不是很吸引人？很多減肥者認為即便是瘦身，也要儲備一定的能量來執行，所以早餐必須吃好一點，就會忍不住買個甜甜圈、小蛋糕來加強「戰鬥力」。**這就大錯特錯了！這些含有大量糖分和油脂的食物，很容易一下子讓人攝取過多的熱量**，且吃完後更容易誘發食慾，忍不住繼續吃零食或點心，減肥計畫又被迫中止。

另外，有些人會選用全麥麵包當早餐，但全麥麵包又乾又沒有味道，所以塗抹沙拉醬、果醬或花生醬增加風味，也比較好吃。這也是錯的，這樣的減肥早餐就沒有效果了，因為沾醬的糖分高，油脂重，吃了只會增加身體的脂肪含量，達不到瘦身的效果。

NG 早餐 3 早午餐一起吃

　　有的人習慣晚起不想吃早餐，便動腦筋把午餐提前，當做早午餐一起吃，**但這時人體會大量吸收食物中的營養成分，來滿足身體的需要，反倒容易因吸收太多而變胖。**也正因為提早吃了午餐，所以到了下午四點多，體內的食物已消耗殆盡，當然會感覺饑餓，此時，食慾又重新被開啟，自然需要下午茶或點心來填一下空虛的肚子，這樣吃不胖才怪。

學好怎麼將早餐吃飽、吃對

　　我們都知道早餐要吃，但也不是隨便亂吃就可以了，吃錯了一樣會變胖。那麼，健康的早餐觀念應該怎麼建立呢？怎麼吃才能打造易瘦體質？

❶ 優質的蛋白質

　　蛋白質的主要功能是建造與修補組織，如果缺乏會造成抵抗力變差、組織耗損、新陳代謝不全等，所以多吃牛奶、豆漿、水煮蛋及簡單烹調的肉類等優質蛋白質，不但有助於延緩胃的排空速度，並保持血糖的穩定，避免因血糖波動導致暴飲暴食，也能降低午餐時對高脂肪、高糖分食物的興趣，所以這些優質蛋白質是早餐的好選擇。

❷ 豐富的蔬菜水果

　　攝取太少富含大量維生素、礦物質與纖維質的蔬菜水果，是現代忙碌的上班族最大的問題，也是今日許多文明病的原因所在。維生素

與礦物質就像是機器運轉時的潤滑劑，或許沒有潤滑劑也可以讓機器動起來，但是日復一日，機器本身很快就會耗損。所以在一早攝取足夠的蔬菜水果，不但可以確保一天生理機能的運作正常、更是長久的養身保健之道。

❸ 足夠的五穀雜糧類

告別白米粥、牛奶吐司、饅頭等較精緻主食，建議多攝取全穀類，用燕麥粥、雜糧粥、全麥麵包、山藥、地瓜等代替。全穀類食物不但是人體能量的最穩定來源，也是豐富的維生素、礦物質與纖維素的提供者，這類複合碳水化合物既能快速轉化能量為身體和大腦所用，又能維持身體的飽足感，讓你不會一直嘴饞想吃零食。

綜合以上所述，優質早餐可以用全麥土司夾一顆荷包蛋、里肌肉片和生菜，或是吃條地瓜、燕麥粥等，喝的則可以選擇溫牛奶、無糖豆漿、拿鐵咖啡、或是熱茶，最後再來點水果，像是蘋果、柳橙、番茄、芭樂等，都是很好的選擇。

❹ 我的隱藏版祕技──黑咖啡

美國科學家研究發現，在早餐前 30 分鐘喝一杯黑咖啡，不僅能有效地控制食慾，讓你只吃到以往食量的 75％ 就感覺已經飽了，還能將脂肪燃燒速度加快 5％。這應歸功於咖啡所含的產熱物質黃嘌呤，但要提醒胃不好的人較不適合空腹喝咖啡。

所以，想成功減肥？大家就先學好怎麼將早餐吃飽吃好才是最重要的喔！

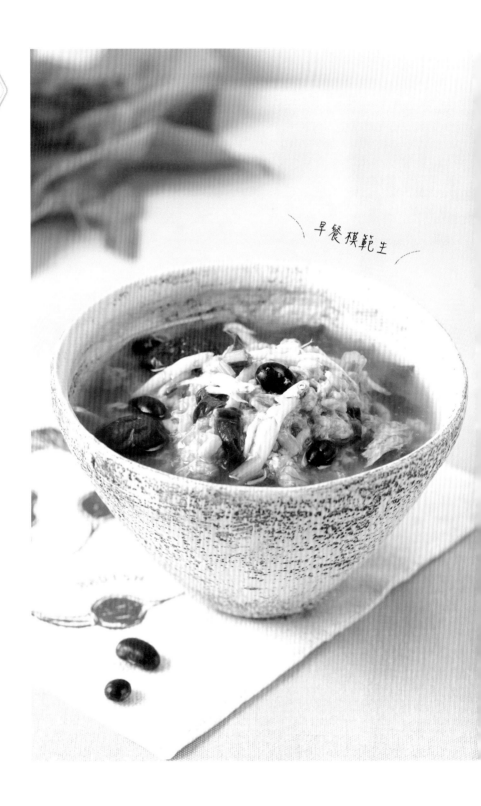

燕麥黑豆粥

這一碗有滿滿的蔬菜、穀類、蛋白質、紅棗，營養均衡，又有清肝明目的效果。

早餐模範生

食 材

燕麥 100 公克、黑豆 30 公克、菠菜 50 公克、魩仔魚 50 公克、雞蛋 1 顆

藥 材

枸杞 10 公克、紅棗 3 顆

做 法

1. 燕麥、黑豆、枸杞泡水；菠菜汆燙、切碎；雞蛋打散，備用。
2. 將燕麥、黑豆、枸杞、紅棗和魩仔魚放入鍋中，加水 1,500c.c.，煮約 20 分鐘。
3. 加入菠菜稍微攪拌。
4. 加入雞蛋，煮熟後加鹽調味，即可食用。

❤注意事項

當成早餐或運動前取代正餐。

❤注意事項

1. 素食者可以不加雞蛋。
2. 黑豆不容易煮爛，泡水時間可以拉長。
3. 煮的過程要注意水量的變化，太過濃稠可再多加水。

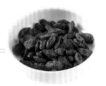

《 枸杞 》

【性味歸經】味甘，性平；歸肝經、腎經。
【功　　效】扶正固本，滋陰補腎，清肝明目，益氣安神，強身健體，延緩衰老。
【注意事項】因其帶有補性，正在感冒發燒、發炎、腹瀉的人最好不要吃。

醫師小語

現代醫學研究，枸杞有降血糖、保護肝臟、明目、提高免疫力、抗腫瘤等功能。坊間常利用它來泡茶、煮粥、入藥膳，對於用眼過度的電腦族與 3C 成癮的現代人尤其適合，食用及藥用價值都很高。雖然其滋補、治療效果廣泛，但也不要過量。

02 色香味俱全的
午餐陷阱多？

午餐最好控制七分飽，
重點在均衡飲食，及避
免吃油脂太多的食物！

減肥瘦身是否能夠成功，其實和午餐怎麼吃也有很大的關係哦。想要減肥的人，可以回想一下，是不是曾聽過「早餐吃得飽，午餐吃得巧，晚餐吃得少」這句話？意即三餐要照這樣的吃法才不會變胖。

午餐對於大部分忙碌的上班族而言，要怎麼樣吃得巧，就是一門大學問了。尤其上班族沒有時間自己帶便當，多半在辦公室附近的餐廳隨便解決，但外食其實充滿了讓人變肥、變胖的陷阱。那麼，午餐該怎麼吃，才不會誤入這些陷阱而難以脫身呢？

外食族午餐要避免的錯誤

現代人幾乎餐餐外食，外食雖然不是減肥者的首選，但是只要稍加注意還是可以儘量達到瘦身目標。首先，我要提醒午餐外食的上班族，應該避免下列這些錯誤的行為和觀念。

錯誤 1 色香味俱全的美食

第一個錯誤的行為，就是上班族往往覺得工作太辛苦了，午餐當然要挑選色香味俱全的美食來犒賞自己。或許有人會覺得奇怪，吃東西不就是要享受色香味嗎？**事實上，色香味三個字，代表的就是高油脂、重口味、還有高熱量！**

「色」是甚麼？時下餐廳往往為了讓食物的賣相好看一點，就會使用大量的油來烹調，這樣餐點看起來才會油油亮亮的，感覺特別好吃。**但是危機總是隱藏在好看的外表下，攝取大量的油脂不但會提高**

罹患高血壓、高血脂和心血管疾病的風險，同時也是讓人發胖的元凶之一。而是否選擇品質優良的食用油，更是考驗了店家的良心。如果店家用的是來路不明或是不斷重複使用的回鍋油，那可是會有罹患癌症的風險。

接下來是「香」。香噴噴的食物口味通常比較重，這樣才好下飯嘛，但重口味就代表調味料用得多，很容易一不小心就攝取了過多的鹽分，這些高鈉食物對於心血管和腎臟都是很大的負擔。除此之外，當吃下重鹹口味的食物之後，一定會覺得很渴，往往得靠喝大量的水來沖淡嘴裡的味道；體內的鹽分太多再加上灌了不少的水，就造成水腫，水腫也是看起來肥胖的原因之一喔。

恐怖的是，大量的水分進到胃裡面，會降低胃中食物原有卡路里含量的密度，這個密度一降低，就會讓人感覺沒吃飽，很快又有饑餓感產生，於是不知不覺中吃了過量的食物，當然會變胖啦！

前面提到口渴喝水算是情節比較輕微的，更嚴重的是，很多人吃了太鹹的食物，就要搭配一杯含糖飲料來平衡一下；而有些女生則是在正餐吃完後，會出現第二個胃，叫做甜點胃，一定得吃個蛋糕甚麼的來作為結尾，享受完這些高糖分、高熱量的食物，怎麼可能不變胖呢？

錯誤 2 不定時又吃太快

午餐的第二個錯誤行為，就是不定時又吃太快！你一定常常因為早上的工作太多、或是開會冗長，錯過了午餐時間，卻還沒吃飯吧？當過了平常吃午餐的時間，是不是會覺得胃空空、肚子咕嚕咕嚕叫，

易胖的行為—邊吃飯，邊工作……

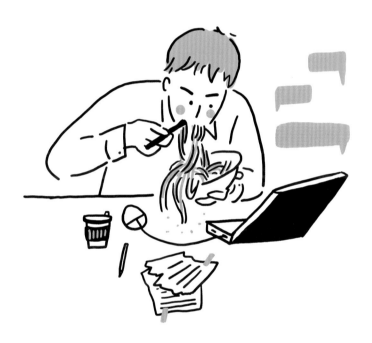

整個人有點昏昏沉沉的，思考能力和做事效率也都變得非常差呢？

　　這是因為身體在本來應該獲得能量的時候沒有得到，就會把能量節省下來不做他用，同時也將代謝率降低，避免過度消耗；等到進食期間身體又會提高吸收率，來獲取更多的能量。這樣一來一回，降低又提高，破壞了體內原本的規律，就有可能會變胖。

如果又因為時間不夠，在 20 分鐘內就狼吞虎嚥解決完畢，不僅會增加腸胃道的負擔，還會因飽足感來得太慢，而吃下比平常分量更多的食物，長期下來既傷胃又容易變胖，真的是得不償失啊！還有人因為工作做不完，就在電腦前面一邊做事一邊吃飯，何苦呢？在主管面前裝認真嗎？一次把一件事情好好做完不是很好嗎？

午餐是身體補充能量的時刻，如果延續早上緊繃的情緒來吃飯，會造成消化不良，引起胃痛，再加上整天坐在辦公桌前，都沒有起來走一走，日子一久還會讓你腰痠屁股大。**所以午餐時間要讓身體和大腦放鬆一下，才有足夠的精神去迎接下午的工作，請務必離開電腦好好吃頓飯**，也能夠避免鍵盤上的病菌隨著午餐進到腸胃道裡面去，病從口入那就麻煩了。

錯誤 3　偏食

第三個錯誤行為是偏食。很多人想快速減肥，因此在吃午餐的時候，常常只吃水果、燙青菜或是像生菜沙拉這類東西果腹，認為這樣的做法既能減肥又能夠補充纖維質。實際上非也。我曾經說過，只吃蔬菜水果來取代正餐的減肥方式，既愚蠢又沒有效率，還會把身體弄壞。

怎麼說呢？經過一個早上的忙碌工作，中午本來就應該讓身體好好地補充所需，如果只吃這些東西當作午餐，不僅沒有攝取足夠的能量與均衡的營養，到了下午的時候，除了工作效率變差，還有可能會拖累身體的代謝率，變成難瘦易胖的體質。

加上蔬菜水果頂多在胃裡停留兩個小時就會被排空，也就是說下

午三、四點時應該會感覺肚子又餓了，所以很多人在這時候，就自以為優雅的來個下午茶，大家開始在辦公室互相分享抽屜裡的零食、點心、蛋糕，這些食物哪怕只吃一點點，都有可能會讓你變胖！

另外，有些人可能中午懶得排隊等吃飯，於是就草草買個麵包或甜食當午餐，雖然熱量可能和一個便當差不多，但要知道，這種精緻澱粉類食物，它的升糖指數是很高的，吃完後如果繼續坐著工作，這些糖分很快就會轉變成脂肪堆積在身體裡面，越來越胖是指日可待。

好，以上是午餐常見的錯誤行為，如果你也有這樣的壞習慣，請趕快改一改，才不會胖了還傻傻不知道原因。

光是用「想」的，不會變瘦

大家都會說，我想做這個、我想做那個，病人來門診也會說，我想瘦 5 公斤，我想瘦腰，我想變漂亮⋯⋯

你以為我是阿拉丁神燈，三個願望一次滿足嗎？還是你以為我是許願池，說了就可以實現的嗎？你真的以為心想事就會成嗎？

不要再想了，對的事，做就對了！

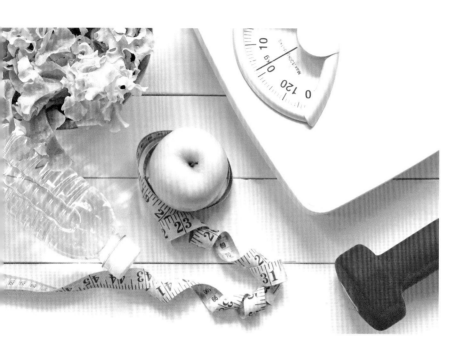

營養均衡的午餐才能瘦得漂亮

那午餐到底要怎麼選擇最好呢？**主食我建議選擇白飯、糙米飯或是麵都可以，但吃正常分量的一半到三分之二就好**，比方說如果平常晚餐是吃一碗飯，那午餐就吃半碗或是三分之二碗，因為吃飽沒多久就要繼續工作，所以稍微減少分量，能夠避免血糖一下子上升太快而感覺到昏昏沉沉的，分量少一點點也比較不會發胖。

因為主食減少了，所以蛋白質類可以稍微增加一點，來維持比較久的飽足感。食物的選擇上，雞、魚、海鮮類等白肉，會比牛、羊、

豬等紅肉更健康一點，料理的方式儘量用清蒸、水煮，或是燉煮，口味要清淡，少用點醬汁，同時避免過多的油炸或是燒烤食品。

當然啦，也不用誇張到把食物過水去油之後再吃，正常適量的油脂是必需的。蔬菜可以吃到兩份，以免缺乏膳食纖維引起便祕，同時在壓力大的情況下，本來就應該補充更多的維生素，才能夠應付身體的需求。

如果可以的話，控制在七分飽就好，所謂七分飽就是在細嚼慢嚥的進食速度下，開始覺得有飽足感的時候；此時是最舒服的狀態，而且還可以在飯後來一小份水果，這樣就是非常均衡且健康的午餐囉。

最後要再強調一次，不管是外食或是自己準備便當都一樣，**午餐的內容一定要均衡，澱粉、纖維質、蛋白質，還有油脂一樣都不能少，**均衡的飲食才是健康減肥的不二法門。看完以上的說明，是不是覺得吃午餐其實沒有想像中的恐怖呢？

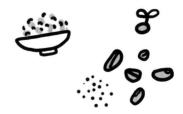

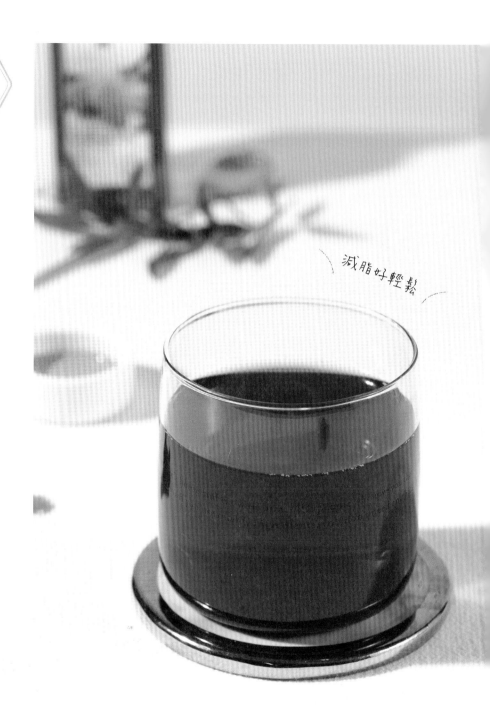

減脂好輕鬆

洛神決明山楂茶

這道茶飲非常適合飯後飲用，尤其是吃完大餐後的時刻來一杯，有去油減脂的效果。

食 材

洛神花 20 公克

藥 材

山楂 10 公克、決明子
15 公克、 陳 皮 10 公
克、荷葉 10 公克

做 法

1. 將所有材料洗淨，放入紗布袋中。
2. 把紗布袋放進鍋中，加水 1,000c.c.。
3. 以大火煮滾後，關小火繼續煮約 30 分鐘。
4. 加點蜂蜜調味，即可飲用。

食用方式

飯後喝一杯，約 350c.c.。

注意事項

1. 胃不好的人不要空腹喝，以免傷胃。
2. 不要煮太濃，或是喝的時候加水稀釋，以免傷害牙齒。
3. 炒決明子的味道比較香，對腸胃道的刺激性也比較小；生決明子具有緩瀉的作用，排便不順的人可以生、炒決明子各半。

《 決明子 》

【性味歸經】味甘、苦、鹹，性寒；歸肝經、腎經、大腸經。

【功　　效】清肝明目，潤腸通便，降脂降壓。

【注意事項】1. 容易腹瀉、胃痛的人不宜。

　　　　　　2. 孕婦不宜，恐誘發早產。

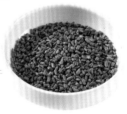

醫師
小語

因其有清肝明目之效，所以一般人會直接將它泡水喝，很適合常坐在電腦桌前工作的上班族。此外，還具有調節免疫、抑菌、降血壓、調節血脂等作用。女性朋友常常有私密處感染的問題，適度飲用，對治療黴菌性陰道炎很有幫助。

03 誰說吃宵夜就非胖不可？

總熱量不超標，吃宵夜就不會影響減肥效果，選擇食物也是關鍵！

有個朋友為了一件事非常困擾，還特地跑來跟我抱怨，那就是他有吃宵夜的習慣！他覺得人生最痛苦的事，就是刷完牙、洗完臉準備要睡覺的時候，肚子竟然開始咕嚕咕嚕叫了起來！想吃宵夜但又聽人家說吃宵夜會變胖，而且一吃完馬上躺下去睡覺，也容易有胃食道逆流，那該怎麼辦才好？

我在這裡要告訴大家，其實吃宵夜不一定會發胖！像我每天看診，工作結束回到家，都已經晚上十點多了，肚子也會餓，所以我有每天吃宵夜的習慣，但是我就不會發胖啊！為甚麼會這樣？其實只要方法對，吃宵夜不但不會變胖，反而會變得更健康喔！不信的話，請聽我慢慢說。

一天總熱量不超標，放心吃宵夜

睡前可不可以吃宵夜，根據醫學的研究調查發現，這完全取決於個人的健康狀態和飲食習慣！**其實一整天所吃的食物，只要不超過正常每日所需的總熱量，吃宵夜並不會妨礙健康，也不會影響到減肥效果，而且反而會讓你睡得更好。**

試想一下，如果躺下去睡覺時，肚子發出饑餓的訊號，那就容易導致翻來覆去睡不好；而且當身體的血糖降低時，代謝率也會跟著降低，這時，隔天早上起床後吸收率會變得特別高，所以一來一回其實會讓人變得更胖。

宵夜不一定是變胖的罪魁禍首

　　肚子餓以中醫的角度來看，就是脾的氣會比較虛。脾負責管理消化代謝的功能，其運作機能弱，營養吸收不好，代謝也會變慢，這個時候就不容易瘦了。美國營養學家也發現，如果真的很餓，吃點東西，不但能讓身體持續燃燒熱量，還能抑制饑餓素的釋放，避免儲存過多的脂肪。所以吃宵夜對身體健康其實是有好處的！我們不能把變胖的問題全部推給宵夜。

　　我發現大部分有吃宵夜習慣的人，都比較晚睡，問問周遭的親朋好友，大概在甚麼時間吃宵夜？我想都是在晚上十一、二點吧。像我，這時候可能剛下班，媽媽們或許剛做完家事，或是剛哄完小孩睡覺，整個人處於比較放鬆的狀態，突然覺得應該吃點甚麼東西來慰勞自己，於是就開始不忌口，大吃特吃起來。宵夜都吃些甚麼呢？想當然爾，一定是重口味的，像泡麵、滷味、鹽酥雞或者串燒之類的……

　　不要懷疑，我也是這樣吃的！但是有一些小祕訣你一定要知道。只要照著我的方法做，晚上肚子餓時也能適度吃宵夜，或偶爾來些重口味的，也不用太擔心。

吃宵夜也不用擔心變胖的 3 個小技巧

　　宵夜可以吃，但是需要有技巧。尤其是對於餓的時候會睡不著的人來說，吃一點健康宵夜反而比較容易入睡喔。

技巧 ❶ 控制一天的總量

　　吃宵夜之所以會發胖，主要原因並不是睡前吃，而是因為攝取了過多的食物。我們以餐盤來比喻一般人一餐所吃的分量，比較容易讓大家理解。一般人一餐的分量如果以一個餐盤代表，那一天三餐就是吃了三個餐盤的食物，身體會慢慢調整到大約相同的消耗量，那麼就會維持在一個平衡狀態。

　　如果在三餐之外，突然於宵夜多吃了一個餐盤，活動量卻沒有增加的話，等於身體多攝取了 33％ 的熱量；假使讓它一直存在不消耗掉，而且每天持續進行，我想變胖的日子應該不遠了。

　　另外，宵夜的「種類」也很重要，甚麼都能吃，但是要均衡。千萬不能只吃某一類，即使像是青菜──聽起來很健康，但缺少了澱粉、蛋白質、油脂類的營養，身體還是會失去平衡的。那要怎麼分配比例呢？以餐盤來說，蔬菜、水果大概要占二分之一，澱粉、主食類大概占四分之一，剩下的四分之一，就是肉類、蛋白質、油脂類的食物囉。

技巧 ❷ 讓食量多保留一點彈性

　　可能有人會說：「吃宵夜都是臨時起意的，朋友打個電話來，我就去赴約了，那該怎麼辦？」其實，比較好的做法，是正餐盡量做到定時定量，不要大小餐差很多，或者有的時候吃很多，有的時候吃很少。晚餐大概吃到七分飽就好，七分飽是甚麼感覺呢？就是在吃飯的過程中，開始意會到飽的那個時候，就停止進食。這樣，如果臨時有宵夜攤要跑，麻煩吃到不餓就好啦。

不少人睡前常常覺得肚子餓，我建議可以把晚餐一分為二，晚餐吃平常分量的三分之二就好，保留三分之一在睡前吃，既能滿足慾望，又不用擔心吃過頭，避免肥胖。有人則抱持不同的見解：「忍餓就好啦，喝點水不就飽了嗎？」當然，如果不會餓到睡不著，這時趕快上床睡覺就沒事了；但是若餓到很難受，有可能不容易入睡，反而會影響到代謝，而且還會留下一個「瘦身很痛苦」的負面印象，不利於長期抗戰。

技巧 ❸ 最好在睡前兩個小時吃完

　　吃完宵夜馬上去睡覺，不但會影響睡眠品質，還會消化不良。一般來說，一餐的消化時間大概需要四個小時才能完成，再加上從胃運送到腸子的過程，所以建議最晚在睡前兩個小時要把宵夜吃完。假如習慣晚上 12 點入睡，早上 8 點起床，那就最好在 10 點前吃宵夜，這樣一來，身體才有時間消化、吸收與代謝，第二天才不會因消化不良而有腫脹的感覺。

挑選宵夜食物的三個原則

　　瞭解吃宵夜的祕訣以後，就知道其實甚麼食物都可以吃，只要掌握上面三個原則，就不會有太大的問題。但是如果想要吃得更健康一點，還有三件事需要注意。

原則 ❶ 選擇熱量低、容易有飽足感的食物

　　這樣講大家可能不太了解，簡單來說，就是儘量多吃看得到原形（原來的形狀）的食物，少吃過度精緻加工者；像是能吃地瓜，就不

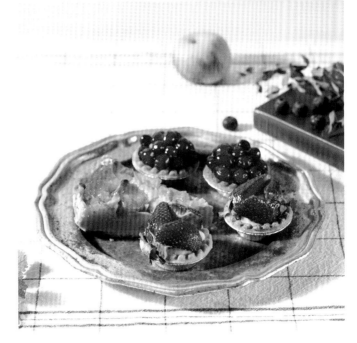

令人垂涎欲滴的甜食，糖分高油脂重，偶爾吃沒問題，
若天天吃或當成宵夜，別說減肥了，還會愈來愈胖！

要吃地瓜球，能吃飯麵，就不要吃蛋糕、餅乾。如果選擇的食物能夠增加咀嚼的次數，不僅可以幫助消化，還能減輕腸胃道的負擔，也能加強飽足感。

原則 ❷ 選擇烹調容易、簡單、天然清爽的食物

因為容易準備，才會每天做，不然就會想往外跑。出去外面吃，不是不行，只是要承擔一些不健康的風險；像我有時候就會翻一翻家裡的冰箱，隨便拿出幾樣青菜，像是紅蘿蔔、番茄、花椰菜，切一切一起下去煮湯，或者再加一兩塊排骨，簡單又方便，完全不需要功夫，而且還很好吃。

原則 ❸ 少吃重口味的食物

這些食物多半含有高鈉或不好的油脂，熱量也不低，像是火鍋或

麻辣鍋，就不建議太常吃，大概一個月 1～2 次就好了，吃多了身體會變得燥熱，隔天起床可能就呈現水腫現象，還會口乾舌燥、嘴巴破，嚴重一點則是滿臉冒痘痘。

原則講完了，但是有時候原則沒那麼容易遵守，像我偶爾也會想吃一些比較不健康的東西，但還是會注意：

❶ 澱粉類製品或餅乾、泡麵之類：方便、簡單、容易取得；我會儘量不選擇甜食或是精緻的糕點。

❷ 滷味：我會多點一些青菜類的，少吃過度加工的豆皮、豆乾和小香腸等。

❸ 鹽酥雞：頂多一個月一次，我就肆無忌憚地放心大啖，反正也不常吃。

適合當宵夜的食物

但是，我還是希望大家吃得更健康，所以在這裡，要推薦幾個適合當宵夜的模範生：

◆ 無糖優格

含有豐富蛋白質、鈣質的「優格」，不僅能促進腸胃蠕動、改善便祕，還有助於提升免疫力，有乳糖不耐症問題的人也可以吃。不過挑選時要留意，許多市售產品都添加了過多糖分，或者使用大量果膠和奶粉調製以節省成本，因此菌種、品質和營養都會不同。

◆ 天然穀物片

提到「穀物片」，大家是不是都會聯想到「早餐」呢？其實穀物片也可以乾吃，咀嚼時能品嚐到穀物的香甜。晚上覺得肚子餓時，一小片一小片慢慢送入口中，不僅能避免一次攝取過多熱量，還能提升飽足感。

◆ 烤地瓜

寒冷的天氣裡，最適合拿著熱騰騰的「烤地瓜」，小口小口邊吹邊吃，一小條約 100 公克的地瓜，熱量為 100 大卡左右，卻有實實在在的飽足感喔。

◆ 黑木耳飲

黑木耳飲裡有豐富膳食纖維和鐵質，可說是非常優良的養生小點。建議常熬夜的人，可以加入紅棗、枸杞等一起微波加熱，有助於消除疲勞。購買時請挑選成分天然、無額外添加香料、甜度低、木耳含量高的產品比較好喔！

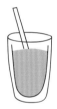

◆ 堅果

天然「堅果」富含不飽和脂肪酸及多種維生素，雖然熱量不低，但營養價值高，適量攝取有益身體健康。

總結來說，吃宵夜只要有正確選擇食物的概念，加上小祕訣，不但不會變胖，甚至在瘦身的時候一樣可以享受喔。

麥門冬山藥雞腿湯

宵夜這樣吃

想吃宵夜或常常加班口乾舌躁的人，
這碗湯是很好的選擇。

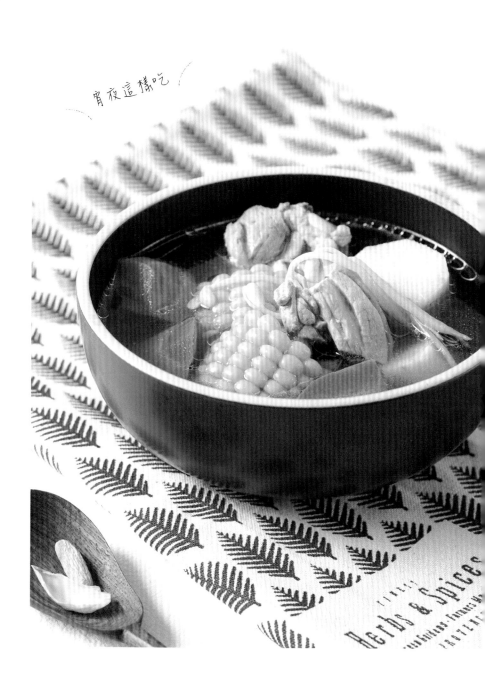

食 材

黃豆芽 100 公克、玉米
1 根 、紅蘿蔔 1 根、山
藥 100 公克 、雞腿肉
100 公克

藥 材

麥門冬 15 公克、百合
15 公克、陳皮 5 公克

做 法

1. 黃豆芽洗淨、泡水，玉米切段，紅蘿蔔、山藥削皮、切塊，雞腿肉汆燙，麥門冬、百合、陳皮放入紗布袋中，備用。
2. 將中藥包放進鍋中，加水 2,000c.c.，先以大火煮滾，轉小火繼續煮 20 分鐘。
3. 把中藥包撈出，放入所有食材，繼續煮 20 分鐘，直到所有食材軟化好入口。
4. 加鹽調味，即可食用。

食用方式

睡前喝一碗。

注意事項

素食者可將雞腿肉換成香菇。

《 麥門冬 》

【性味歸經】味甘、微苦，性微寒；歸心經、肺經、胃經。

【功　　效】養陰潤肺，益胃生津，清心除煩。

【注意事項】1. 腸胃虛弱、虛寒腹瀉、寒痰咳嗽等症狀，要避免服用。

　　　　　　2. 急性感染、感冒發熱時不建議使用。

醫師
小語

夏日天氣炎熱，容易出汗，會口乾舌燥、心煩，也比較倦怠，可利用麥門冬來自製茶飲，解暑氣、止口渴、消除疲勞。此外，工作壓力大、愛吃油炸類等刺激性食物、常熬夜、怕熱、易便祕等，也能用它來清除體內的虛熱。

04

泡麵沒有想像中邪惡，掌握祕訣安心吃

吃泡麵避免油炸麵，調味料放三分之一就好，滿足口慾，不用擔心熱量爆表！

半個世紀前，地球上出現了一項造福全人類，也是最偉大的發明之一，就是簡單、快速又美味的泡麵誕生了，至今泡麵已經成為全世界最受歡迎的食品之一。尤其是對於那些離鄉背井、出外奮鬥的人來說，我想沒有甚麼食物能比得上一碗熱騰騰、香噴噴的泡麵，更能迅速地滿足一個寂寞又寒冷的胃了。不管你是因為忙到沒空吃正餐，或是到月底生活費不夠用，還是嘴饞就是想要吃一碗，泡麵真的可算得上是老少咸宜的生活良伴。

每當一提到泡麵，很多人的第一個反應就是：不要吃比較好吧！裡面可能含有有毒的成分。沒錯，大部分的人都把泡麵當成垃圾食品，而且認為它對人體健康的危害多得嚇死人，像是高熱量、高油脂、高鹽分等，還盛傳泡麵有大量的防腐劑，吃多了會變成木乃伊，真的有這麼誇張嗎？我的看法是，吃泡麵其實沒有那麼罪惡，只要採行正確的方法，也可以吃得很健康又不會發胖喔！

泡麵到底哪裡邪惡？

先來探討一個問題，泡麵為甚麼會被大家冠上不健康的惡名呢？我認為可以分成兩個部分來看：

邪惡之謎 ❶ 油炸麵體的熱量等於兩碗白飯？

第一就是麵本身的問題，你可能聽過這樣的說法，那就是泡麵可以保存那麼久，一定是加了很多的防腐劑。但是食品之所以添加防腐劑，是為了抑制細菌的生長，而食品法規裡對於防腐劑都有一定的安

全規範，所以不必擔心。

依照食藥署的規定，現今的麵體是不得添加防腐劑的，其不容易腐壞的關鍵，是在製造過程中，先利用脫水的方式處理裡面的調味包，來延長保存日期；再以蒸煮加上油炸這兩個步驟，來使麵體脫水，減少含水量，讓細菌等微生物無法繁殖，才能增加它的保存期限，所以，請不要再懷疑泡麵含有大量的防腐劑了。

但要注意的是，因為油炸這個步驟會讓麵體的油脂含量變多，一塊麵體的熱量就相當於兩碗白飯，所以我們該擔心的不是防腐劑的問題，而是熱量的控制，才不會一不小心，體重就爆表了。除此之外，為了讓油脂在油炸的過程中比較安定，因此會使用含有較高飽合脂肪酸的油品，吃多了可是會提高心血管疾病的風險喔。

邪惡之謎 ❷ 調味包的高鈉含量，會導致身體水腫？

會讓泡麵惡名遠播的第二個問題，就是那些口味誘人的調味包。一般泡麵裡會有三種調味包，包含了湯粉、醬料和脫水蔬菜，有些還會再附上一份液態油包。看到這裡，是不是已經開始聞到它香噴噴的味道，有股衝動，想要立馬去泡一碗來吃了呢？

麻煩冷靜一下，讓我說完。湯粉主要是由大量的鹽、味精和辛香料組成，裡面的鈉含量真的超級誇張，你們知道嗎？一包湯粉所含的鈉，竟然遠遠超過成年人一天可接受的正常攝取量。而攝取過多的鈉，會導致身體水腫，如果你的宵夜是吃了一碗泡麵，隔天起床照鏡子發現怎麼眼皮腫腫的，臉也變圓了，那就是睡前吃了太多鈉惹的禍。

除此之外，過量的鈉還會讓血壓變高，對腎臟和心臟也會造成很大的負擔；而醬料包和油包中的大量油脂，對於心血管以及身材都是一大傷害。最後，那包食之無味、棄之可惜的脫水蔬菜，除了自我安慰有吃到菜之外，幾乎沒有甚麼營養價值。

長期吃錯泡麵的後果

因此，如果甚麼都不管，就任性把泡麵直接泡一泡全部吃掉，長期下來，你知道後果會有多嚴重嗎？

1. 味覺變遲鈍

首先是會變成一個味覺遲鈍的胖子。泡麵的主要成分是麵粉和油脂，再加上調味包，基本上只提供人體活動所需的熱量，缺少了可以延長飽足感的蛋白質，所以，吃完後大概不到兩個小時又餓了。這時候，又想補充點餅乾或零食之類。長期下來，讓過多的碳水化合物和油脂雙管齊下，當然會變胖啊！而添加劑和調味劑充斥的調味包，當然是走重口味的路線，如果我們的味覺長時間接受這些刺激，久了之後會變得更遲鈍，無法品嘗出正常食物的味道，進而影響到食慾。

2. 容易營養不良

第二個後果是容易營養不良。根據調查發現，在長期食用泡麵果腹的人群當中，有 60％的人是營養不良的，因為它只有碳水化合物，少了蔬菜的纖維質和肉類的蛋白質，營養當然不均衡，就會造成頭暈、四肢無力、心悸、或是精神不振等症狀，對健康是非常不利的。

3. 便祕報到

第三個壞處則是便祕，甚至得到大腸直腸癌。因為泡麵是用精製麵粉加工而成，生產的過程中大量流失礦物質和纖維素，穀物中豐富的維生素 B 群也在油炸中被破壞光了。所以愛吃泡麵的人，會因為缺少鈣質和纖維素而引起大便不順，過度精緻化的飲食再加上便祕，就是大腸直腸癌的高度危險因子。

吃泡麵不發胖的 3 個小撇步

雖然泡麵看起來是那麼「罪孽深重」，但是它那振奮人心的香味、QQ 的麵條，一般人是無法抵擋的，所以，只要遵守以下幾個簡單的步驟，就可以吃上一碗健康的泡麵囉！

撇步 ❶ 選擇非油炸的麵體

第一步，要精挑細選、仔細比較麵體。現在有越來越多的泡麵，採用非油炸製作的麵體了，它的脂肪和熱量已經比油炸型的低很多，所以，請選擇非油炸型麵體的泡麵。再來，泡麵有很多種口味，不同的口味之間，熱量也會不一樣。麻煩在購買之前，看一下營養標示，挑選熱量較低，同時也符合自己口味的種類。還有，如果只是想解解饞，可以選擇分量小（如杯麵）的產品，以免造成熱量超標喔。

撇步 ❷ 用正確方式沖泡泡麵

第二步，要用正確方式來沖泡泡麵。亦即先把麵體取出放進碗裡，注入熱開水，單泡麵，不放調味包；接著，再把泡過麵的水倒掉，

這樣做可以先除去麵體上一部分的油脂，尤其買的如果是油炸型的泡麵，更不能忘記這個步驟。

很多人都說湯粉跟醬料的鈉含量太高了，最好不要加。但是不加調味包的泡麵就失去吸引人的美味了，那還叫泡麵嗎？所以我建議只加三分之一就好，脫水蔬菜全加沒關係，這樣不僅保留泡麵原有的風味，還能減少鈉和脂肪的攝取，而少喝點麵湯，也會少了很多添加劑和熱量喔。

撇步 ③ 聰明搭配蔬菜、蛋、肉片

第三步，要聰明搭配。雖然前面說了很多泡麵的壞話，但還是忍不住誘惑，那該怎麼辦呢？其實很簡單，建議用煮的方式烹調，這時可加入一小把菠菜跟一顆雞蛋。菠菜富含鉀離子，有助鈉離子的排出，避免水腫，同時提供纖維素，防止便祕；再加上蛋白質豐富的雞蛋，則可延長胃的飽足感。

如果手邊沒有菠菜，其他的蔬菜亦可，也能達到增加維生素和纖維素的效果。如果預算多一點，還可以加幾片肉片，是不是就變成營養均衡又豐富的一餐呢？偶爾吃一次沒關係，凡事總有例外嘛！

雖然，泡麵一直背負著不健康、吃了會變胖的惡名，但是只要掌握技巧，料理得當，也可以吃得營養又健康喔。

黃耆檸檬香蜂草綠茶

食 材

綠茶 10 公克

藥 材

黃耆 10 公克
檸檬香蜂草 10 公克

做 法

1. 將所有材料洗淨，放入紗布袋中。
2. 把紗布袋放進鍋中，加水 1,000c.c.。
3. 以大火煮滾後，轉小火繼續煮約 15 分鐘。

食用方式

白天喝 1 ～ 2 杯，
每杯約 350c.c.。

注意事項

感冒期間不要喝，以免延緩病情。

《 檸檬香蜂草 》

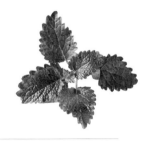

檸檬香蜂草是多年生草本植物，最大的魅力是擁有清爽如檸檬一般的香氣，適合泡茶飲用，是熱門的香草茶原料。最為著名的，就是神奇的抗老化功效，在國外有「長生不老茶」的美譽；除此之外，可解憂慮、助消化、抗過敏等，有益於緩解緊張繁忙的生活步調。

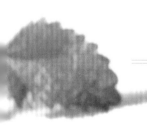

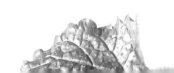

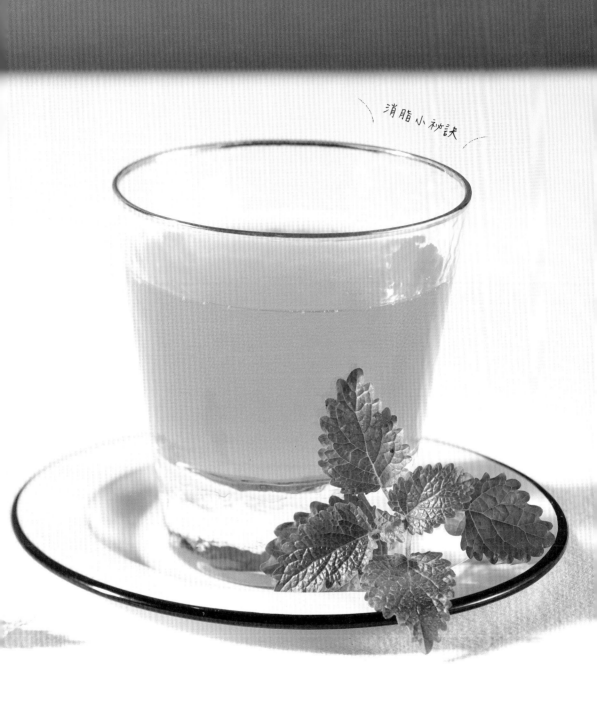

消脂小祕訣

05 常吃火鍋又不運動，不想變胖其實有辦法

每周吃一鍋，三個月後多
4.3 公斤，熱量魔鬼藏在
細節中！

我個人很喜歡吃火鍋，尤其是冬天的時候，在寒冷天氣裡飽餐一頓熱騰騰的美食，那是多麼享受的事情啊！現在吃火鍋的樣式很多也很方便，尤其是一個人就可以大快朵頤的個人鍋，只要點一份肉或海鮮，就會附加一份豐富的蔬菜組合拼盤，再配上一碗米飯或麵條，也有冬粉或泡麵可以選擇，這種簡單的點餐方式，完全不用思考太多就可以直接大吃特吃，實在非常適合我這種不想花太多腦筋去決定吃甚麼的人。

冬天每周吃一鍋，三個月體重暴增 4.3 公斤

有人說常吃火鍋會變肥變胖，尤其是吃到飽那種，滿滿的肉片、海鮮、丸餃和蔬菜（通常蔬菜只用來點綴或乾脆不拿），沾醬多樣，飲料及冰淇淋無限供應，一頓下來，吃進的熱量可能高達三千多大卡。你知道三千多大卡是一個甚麼樣的概念嗎？就是要連續快走 7.5 小時，或是連續騎單車近 10.5 小時，才能把這些卡路里消耗掉。

如果吃完這麼多的熱量卻沒有將它消耗掉，根據統計，吃一次火鍋體重會增加 0.32 公斤。假設冬天長達三個月、每周吃一頓，那這三個月就會多胖 4.3 公斤！同理可證，如果一周不只吃一次火鍋，那體重增加的速度會有多驚人！

♦ 一頓吃到飽火鍋，熱量驚人

根據臺灣國健署表示，一頓吃到飽的火鍋攝取的熱量，已遠遠超過體重 60 公斤的成年靜態工作者中餐或晚餐的建議熱量 700 大卡，甚至超過一整天所需的熱量（約 1,800 大卡），吃一頓就增加 0.32 公

斤，若每週吃 1 次，一個冬天下來體重會增加約 4.3 公斤；一頓吃到飽火鍋鈉攝取量更高達 5,700 毫克，約為衛福部建議每日鈉建議攝取量（2,400 毫克）的 2.4 倍。聽起來很可怕對不對？其實，我根本沒在怕！如果你也和我一樣愛吃火鍋又沒時間做運動，那我可以將個人享受火鍋之餘又不會變胖的祕訣傳授給你。

聰明選擇美味又低熱量的火鍋食物

我們先來說說食物該怎麼選擇：

1. 主食選菇類、雞肉或海鮮等熱量較低的食材

雞肉、海鮮的油脂含量比牛肉、豬肉等紅肉要來得少，如果不是無肉不歡族，可以選菇類當主食，口感和美味程度，其實不會輸給肉類。

2. 建議少吃加工製品，最好不要吃

小香腸、燕餃、魚丸、魚板……或各種不知名的丸子，不僅澱粉含量高，營養價值也不如新鮮的食材。根據國健署所調查的資料，常見的加工類火鍋料中，每 100 公克熱量最高的，依序為炸豆皮 358 大卡、燕餃 311 大卡、魚餃 275 大卡、蝦餃 270 大卡、貢丸 235 大卡，都比同重量白飯的熱量 140 大卡高出許多。不要小看這些東西體積不大，一不小心多吃兩個，熱量馬上爆表。

鈉含量最高前五名是魚卵卷、旗魚丸、蟹味棒、甜不辣及魚餃，各六百多至八百多毫克，隨便吃一點就超過成人一天的需求量，有高

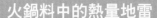
〉 減肥小教室 〈

小心！
熱量偏高！

火鍋料中的熱量地雷

炸豆皮	179 大卡／6 小塊	燕餃	28 大卡／1 顆
貢丸	47 大卡／1 顆	鴨血	29 大卡／1 顆
花枝丸	31 大卡／1 顆	蝦餃	27 大卡／1 顆
虱目魚丸	31 大卡／1 顆	甜不辣	23 大卡／1 顆
旗魚丸	31 大卡／1 顆	蛋餃	22 大卡／1 顆

含鈉量高的火鍋料排名

❶ 魚卵卷　❷ 旗魚丸　❸ 蟹味棒　❹ 甜不辣　❺ 魚餃

資料來源：國健署

血壓、心臟病的人要特別小心，就算沒有慢性病，攝取過多的鹽分也很容易造成水腫，吃完火鍋睡一覺醒來，會發現臉腫得像豬頭一樣。

3. 多吃有飽足感的根莖類

　　火鍋菜盤裡通常會有一些南瓜、玉米、地瓜、芋頭、白蘿蔔等根莖類，可以在一開始的時候就把它們放下去煮，增加湯頭的甜味，當蔬菜和菇類都吃得差不多了，如果還沒有飽足感，在吃下白飯、麵類和冬粉等主食前，先把這些根莖類吃掉吧！

　　除了妥善挑選對的食材，接下來還有三個細節要注意。

小心！熱量的魔鬼藏在細節裡

細節 ① 湯底、蘸醬要注意

　　光是湯底不同，熱量的差距就可能有 2 ～ 10 倍，熱量最高的，莫過於麻辣鍋、臭臭鍋、大骨湯底等等，不想攝取過多熱量的話，原味、昆布、日式、蔬菜湯底等是比較好的選擇。蘸醬避免添加辣油、沙茶等油脂含量較高、口味偏重的加工調味料，推薦薄鹽醬油、蘿蔔泥、蔥花、蒜泥和少許水果醋調味即可，可以加水稀釋醬料，讓食材能均勻沾上又不會沾太多。如果喜歡吃辣，建議以新鮮辣椒末取代麻辣湯、辣椒醬和辣油，一樣會有麻辣的快感，但是就少了油脂和鹽分的負擔。

　　在吃火鍋的時候很多人並不知道，一碗小小的火鍋蘸醬，不論是麻醬花生料還是香油蒜汁料，其中的脂肪含量都十分可觀，想減肥的人要特別注意。而如果選擇少加香油和麻醬，改搭鮮味醬油與醋，則蘸醬的熱量可大大降低。擔心皮膚長痘痘者，還應控制一下蘸醬裡的蔥花、香菜和辣椒等比較燥熱的蔬菜。此外，血壓、血脂、血糖較高的人還要注意蘸醬不要太鹹，因為過多的鹽分對心臟和腎臟有害。

細節 ② 吃的順序要正確

　　在吃主食之前，最好把菜盤裡的蔬菜、菇類和根莖類等非加工品放進去煮，先吃個半飽。如果你的湯底是選擇比較清淡的，也可以趁現在喝個一碗。接下來再燙個肉片或海鮮來吃，假使還是沒吃飽，最後再吃個冬粉或是飯、麵來增加飽足感。為甚麼要照這樣的順序呢？因為先吃菜和肉，能使身體優先消化纖維質與蛋白質，後續即使再吃

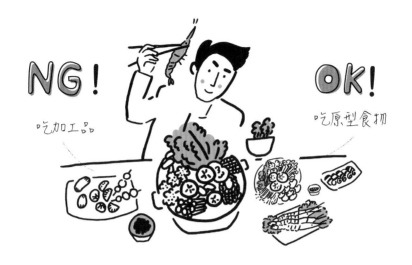

NG！ 吃加工品

OK！ 吃原型食物

飯、麵這類碳水化合物，不僅不容易讓血糖飆高，也不會攝取過多熱量。但前提是，肉也不能太多，5 ～ 8 片是一餐較合理的量。

細節 3 湯儘量不要喝光

　　如果湯頭是重口味的，建議拿它來涮煮食材就好，不要飲用。倘若湯頭比較清淡、是以蔬菜或昆布為基底的高湯，可以在煮蔬菜的階段就先喝個一小碗，開鍋後半小時或開始煮肉類後，就不要再喝。**火鍋店往往會提供碳酸飲料或是超甜的紅茶、冬瓜茶等，最好少喝**，溫開水或無糖茶反而是較佳的選擇，不僅避免不必要的熱量攝取，也不會忽冷忽熱的交替食用，增加胃的負擔。

　　吃火鍋的時候，常常一個不小心就吃得太多、太飽，記得把握淺嘗即止的原則，吃到七分飽最剛好，千萬不要想撈本，最後撐得很難受。享用美味，應該是好好地品嘗每一口食物在舌尖上停留的滋味，而不是通通將它們塞到胃裡就可以得到滿足感喔！

06

晚餐只吃水果，就能快速瘦下來？

只要有人這麼做，我都覺得他很可憐——笨得可憐！

自從有了小孩之後，才知道當父母的辛苦，為甚麼這樣說呢？因為每天總是為了要幫孩子準備甚麼食物而傷透腦筋。當父母的總希望小孩多吃一點營養又健康的東西，少吃一點垃圾食品，但是小朋友一看到我們精心準備的食物，都會吵著說，「我不要吃這個、我不要吃那個」，當然，最後孩子有可能迫於威權，心不甘情不願地把東西吃完，但這種挑食情境，每天都會上演，已經快變成家庭失和的導火線了。

有一天我和媽媽聊到這件事，她笑著說：「你自己小時候就是這樣啊！不喜歡吃這個菜，又不愛那個肉，每次叫你吃飯就像要你的命一樣，你啊！就只有吃水果的時候最開心了。」

哈，原來挑食的壞習慣真的會遺傳啊！雖然我到現在還是有某種程度的挑食，但是吃水果這個好習慣，可是從小到大一點都沒有變過，現在我只要一天沒有吃到水果，就會渾身不對勁。

水果越甜，果糖越多，愈容易促進脂肪合成？

在門診中，我也常常鼓勵病人要多吃水果，但是很多人都會回我說：「不行啦，現在的水果都很甜，多吃會胖啦！」如果你正在減肥，一定也聽過「吃水果會變胖」這種說法。的確，台灣水果越種越甜，它所帶的果糖也越多，太多糖分進到體內，會造成血糖升高，刺激身體分泌胰島素，也導致脂肪的合成。

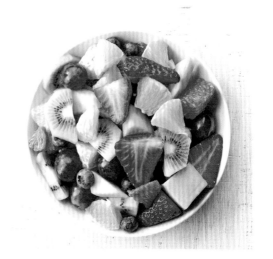

水果的營養豐富，每天一定要吃，但是某些水果熱量和升糖指數太高，就不太適合想要減肥的人。

　　大家都知道，想減重就要控制糖分的攝取量，吃太多糖本來就會堆積脂肪而變胖，但是有一點可能忽略了，水果不是只有果糖啊！它**還含有豐富的植化素，有助美容肌膚**，同時也富含維生素、茄紅素、花青素、玉米黃素等抗氧化物，對於抗老和強身健體，都有幫助。

蔬菜的糖分較低，可取代水果？

　　可能有人會反駁，這些營養素在蔬菜中也有，而且蔬菜的糖分較低，用它來取代水果不就好了嗎？實際上，蔬菜和水果的營養成分不盡相同，而且蔬菜主要含有非水溶性纖維，而水果則是水溶性纖維，這兩種的功能不太一樣。

非水溶性纖維可以促進腸道蠕動，減少便祕發生，還能降低葡萄糖的吸收速度，避免吃完東西血糖快速上升；而水溶性纖維可以吸附膽固醇，有助降低血脂肪，也能夠在腸胃中延緩糖分的吸收，進而避免體內胰島素快速分泌，而把被吸收的糖分，轉化成脂肪來貯存。

另外，這些蔬菜水果的膳食纖維，都是腸道裡細菌的糧食，可以促進腸道益生菌的生長，因此均衡攝取蔬菜和水果，身體的機能才能夠維持最佳狀態。

把水果當正餐，
身體反而會想吃高油脂的食物

雖然水果有諸多好處，但也不能就大吃特吃，或是取代正餐。我記得之前流行過吃水果當正餐來減肥，**每次有病人跟我說他很認真在減肥，晚餐只吃水果而已，我就覺得他們很可憐——笨得很可憐！因為水果雖然可以提供能量、緩解饑餓感，但因缺乏蛋白質，所以飽足感沒有辦法維持很久。**

吃水果不變胖的 3 個小重點

既然水果這麼好，但又不能取代正餐，那到底要怎麼挑選、怎麼吃才正確呢？有三個重點請大家注意。

重點 1 要注意水果的熱量

　　水果雖然健康，但還是有不少種類的熱量偏高。攝取的時候如果沒有小心控制，一樣會發胖喔！熱量排名前三名的水果是：榴槤、釋迦、香蕉；以 100 公克榴槤來說，大概不到一個手掌大小，就等於半碗白飯的熱量了。所以，喜歡吃榴槤的朋友，不是不能吃，而是當天的飯量要少半碗喔，這樣一整天的總熱量才不會爆表。

　　還有兩個水果要嚴加看管，因為它們的外表看起來很溫和，但吃多了可是會讓你變肥的大地雷喔！

　　第一個是香蕉。香蕉便宜又好吃，含有大量改善血液循環的鉀，以及隨時為身體補充能量的高卡路里，所以常被選為運動補給品；它還富含纖維和果膠，具有整腸效果，但因為熱量高，所以一天吃一根恰恰好。

　　第二個是酪梨。它也是高熱量水果之一，一顆竟高達約 322 大卡；雖然它富含不飽和脂肪和抗氧化劑，但如果想養顏又瘦身，一天大概只能吃三分之一顆到半顆就好。

重點 2 選擇低升糖指數（GI）的水果

　　前面我們一直在講糖分、熱量，認為只要吃了高糖分、高熱量的水果就會變胖，但是現在除了要注意這些之外，更重要的是 GI（Glycemic Index）值。GI 值中譯為升糖指數，意思就是吃了這個東西之後，血糖上升速度的指數。之前已經說過，血糖上升越快，脂肪就堆積的越多，所以我們在挑選水果的時候，就要選擇升糖指數比較低的。

　　不一定水果越甜，升血糖指數就越高，這個 GI 值的祕密，不在於

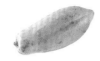

常見水果升糖指數		
高 GI 值	荔枝	西瓜
中 GI 值	葡萄	草莓
	香蕉	鳳梨
	芒果	木瓜
低 GI 值	奇異果	柳橙
	櫻桃	葡萄柚
	蘋果	小番茄

高

中

低

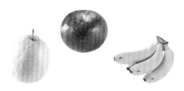

甜度，而是在於纖維。纖維的好處，就是能在腸胃中延緩糖分的吸收，還可避免體內胰島素快速分泌，而將吸收的糖分轉化成脂肪來儲存起來。像是葡萄、西瓜、芒果等，膳食纖維不多，如果過量食用，就會升高血糖，刺激胰島素分泌，讓你越吃越肥！

但是，蘋果、芭樂、奇異果、番茄，就屬於富含膳食纖維，又方便取得的水果，可以多吃一些。像我就很喜歡吃蘋果，晚上下班吃完

宵夜之後就會來一顆，作為一天的結束。除了前面這幾種低升糖指數的水果可以常吃之外，我再多介紹幾種，像是草莓、木瓜、橘子、柳丁、葡萄柚等，也都是上上之選喔。

重點3 多樣多變不過量

一天的水果大約以 **1 ～ 2 份就好，無須太多，所謂一份就是約略一個拳頭大小，或是切完放到飯碗裡，剛好是一碗的分量。**前面提過，千萬不要把水果當成正餐來吃，因為很快就會餓了；如果不小心吃進太多又甜又高升糖指數的種類，反而會變肥。

另外，我還有幾點建議。首先，水果儘量在飯後吃，除了可避免一下子吃太多之外，也能不讓血糖快速上升。接著，能吃水果的原形，就不要打成果汁，因為果汁濾渣後少了纖維質，會比原形更容易加速血糖升高。再來就是每次買水果，至少要選購三種以上，每天一到兩種輪著吃，不要都吃同一種，不然體質有可能會被改變。

比方夏天一到，大家最喜歡吃的就是西瓜吧，媽媽往往為了省錢，就一次買一大顆回來，但是又怕放久會壞掉，所以每天的水果就是西瓜。家裡人口數少的，卯足了勁吃，可能也要五天到一個禮拜才能嗑光。**以中醫的角度來看，西瓜屬於大寒的水果，吃太多或是連續吃太久，體質就會變寒。**尤其是女生經期前如果吃太多，月經來的時候就一定會肚子痛；男生脾胃比較不好的，吃了西瓜就會拉肚子，這都是因為西瓜寒氣太重的關係。

再從營養成分來看，西瓜的甜分很高，但纖維質含量卻不多，屬

於高 GI 水果，每天吃一定會發胖；但是，如果今天吃西瓜，明天換成柳丁，後天又改吃番茄、奇異果等比較低 GI 的水果，那就沒關係，體質也比較不容易被改變。

最後，我來幫大家整理一下重點：**水果的營養豐富，每天一定要吃，但是某些熱量和升糖指數太高者，就不太適合想要減肥的人。**如果無法分辨哪種水果適不適合，那最好的方法就是當季的水果多買幾種，每天輪流吃，並掌握多樣、多變、不過量的原則，就可以跟我一樣，開心吃水果也不會變胖喔！

用水果當正餐，得不償失啊

水果在胃裡頂多停留一個小時而已，一個小時後肚子又開始叫了，會讓你忍不住吃下更多食物。

尤其當大腦經歷饑餓後，會唆使身體追求高油脂的食物，最後反而會增加體重。忍受饑餓只吃水果，結果還變胖，唉，是不是很可憐？

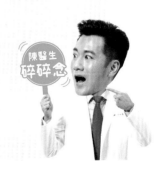

陳醫生碎碎念

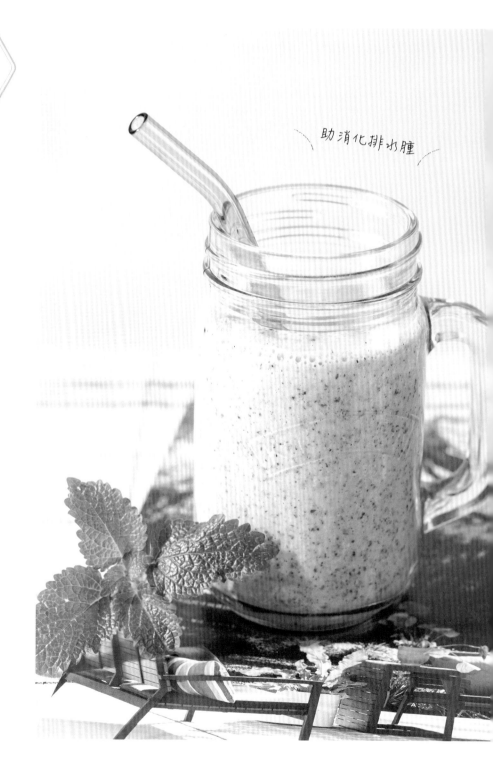

助消化排水腫

DR. CHEN
陳醫師
瘦身消腫飲

潤腸穀物牛奶

晚上太晚下班，怕吃了正餐會變胖，但是不吃又會餓，就可以吃點水果，再加上這個穀物牛奶，營養均衡，有飽足感，又可以幫助排便。

114

食 材

香蕉 1 根、老薑 2 片、
牛奶 300c.c.、芝麻 15
公克、蜂蜜 10c.c.

藥 材

柏子仁 10 公克、郁李
仁 10 公克、南杏仁 30
公克

做 法

1. 香蕉剝皮，老薑切片，備用。
2. 將所有食材、藥材放入果汁機中。
3. 打碎後即可飲用。

食用方式

需要時喝一杯。

注意事項

1. 除了香蕉之外，可以再添加其他喜歡的水果。
2. 牛奶和蜂蜜可依個人口味，調整分量。
3. 柏子仁、郁李仁、杏仁、芝麻可以購買烘炒過
   的，風味更佳。

《 郁李仁 》

【性味歸經】味辛、苦、甘，性平；歸大腸經、小腸經、脾經（腸胃功能）。

【功　　效】潤腸順便，下氣行滯，利水消腫。

【注意事項】孕婦慎服。

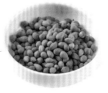

對於郁李仁，大家的聽聞可能都不多。它有較強的潤腸通便作用，
且能利尿，服用後，在大便解下前可能有腹部隱痛。還有，能促進
支氣管黏膜增加分泌，達到鎮咳祛痰的作用。

07 愛吃生冷食物的人會有大肚腩?

吃冰品、喝冷飲,會讓
肚子變大、變肥、變醜,
這‧是‧真‧的~!

很多人去找中醫師看病，都會問「甚麼可以吃、甚麼不能吃」，無論你的症狀或疾病為何，都會直接了當得到一個標準答案，那就是「冰的不能吃、甜的也不要吃」。大家一定很納悶，為甚麼幾乎每一個中醫師都嫉冰如仇，這麼討厭冰冷的東西呢？

醫生還說，吃冰品、喝冷飲，會讓肚子變大、變肥、變老、變醜，真的有這麼恐怖嗎？告訴你，這 · 是 · 真 · 的～～！

到底冰的東西會如何殘害我們的身體？還有，如果真的非不得已一定要喝，到底該怎麼喝？又該如何選擇才能讓我們不會身受其害？

冰品、冷飲會把寒氣直接帶進身體

首先，我要釐清一般人對於冰品、冷飲的誤解。每當我在對病人講解養生知識時，他們最常提出的反駁意見就是，「冰的喝到身體裡面，不就會和體溫一樣的溫度嗎？』

的確，如果用溫度的角度來看，這樣的說法沒錯。人是恆溫的動物，冰水進到胃裡沒多久就會和體溫一樣，但是不能單從溫度討論，因為人的身體裡有一種無形的東西叫做「氣」。在中醫的理論中，我們認為自然界有六個邪惡的力量和人類是敵對的，那就是風、火、暑、濕、燥、寒，所以喝了低於室溫的飲料之後，它就會把這個寒冷的邪氣直接帶進身體裡面去，因此身體就受了寒！

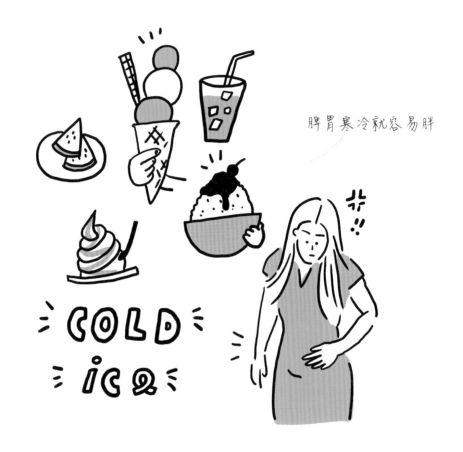

脾胃寒冷就容易胖

COLD
ICE

除了冰冷等低溫會為身體帶來寒氣，屬性偏寒的食物也會造成體內的寒邪聚積，像是蔬菜水果中的瓜類，如冬瓜、西瓜，或是梨子、橘子、柿子、綠豆、筍子等等，都是屬於比較寒性的食物，將它們煮熟、加熱來吃，還是改變不了它們的屬性，所以我們常說生冷的食物，不能只侷限在溫度這個觀點，廣泛來說應該包括低溫或屬性偏寒這兩個條件。

那麼我們身體裡面有寒氣的話，會產生甚麼狀況呢？**中醫認為「百病寒為先」，寒氣是導致許多疾病發生的關鍵因素，只要身體有了寒氣，就會百病叢生！**像是關節疼痛、筋骨僵硬、經痛、頭痛、手腳冰冷等等，除此之外，還有太多太多的病症，在此無法一一列舉。

回歸正題，這本書主要是鎖定減肥，那讀者一定又想問，說了一大堆寒氣的壞處，到底和瘦身減肥有甚麼關係呢？

生冷食物會減慢代謝功能，脂肪就會堆積在肚子上

好，重點來了，當你把食物吃進嘴裡、吞到肚子之後，我們的身體是如何處理這些食物的？從中醫的理論來說，「胃主管受納，脾主管運化」，意思是說，食物會先在胃暫時儲存，接下來就交給脾去運送、消化，**因此吃了一個冷的東西，它的寒氣首先傷害的對象就是脾胃，所以胃部有寒氣的人容易感覺胃脹、胃痛；而脾的部分，也就是腸胃道帶寒氣的人，哇，慘了，消化、代謝和排泄的功能都會變差。**

當天氣變得寒冷的時候，我們是不是都喜歡窩在棉被裡面，動都不想動，腸胃道也是如此，當給它冰冷的東西時，它也會變得懶洋洋的，不太願意蠕動，所以就容易引起便祕、脹氣，代謝功能變慢；代謝功能一慢，脂肪開始就近堆積在肚子上，水分也會存在肚子裡排不掉，對於想減肥的人來說，是不是很恐怖呢？所以說冷飲、寒性食物吃太多的話，肚子就會越來越大，原因就是如此！

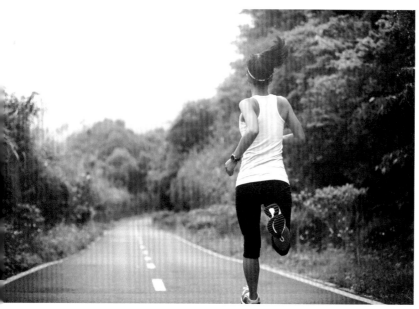

西方人喜歡曬太陽、運動，可以排
身體的寒氣，體質和東方人不同。

少運動怕曬太陽，體內寒氣濕氣難排走

　　有人會質疑，西方人還不是動不動就喝冰的，而且他們生完小孩立刻喝冰水、吃冰淇淋也不怕傷害身體，為甚麼我們不行？這個問題問得好，答案就在於他們是西方人。西方人和東方人的身體強度本來就不一樣，更重要的一點是，他們喜歡曬太陽、做運動，這都是可以排除體內寒氣與濕氣的好方法。

那你呢？過個馬路是不是就要撐個陽傘？騎車遇到紅燈，要趕快停在有陰影的地方，有些人開車還要戴遮陽帽、穿袖套，就連去海灘玩水也要把自己包得緊緊的，是有這麼見光死嗎？運動更不用說，我在之前的章節已經講過，現代人要嘛動靜失衡，要嘛自不量力，沒有建立良好的運動習慣，冒冒失失運動反而傷害身體。所以啊，想要像外國人一樣大口喝冰水，就先要好好曬太陽、加強運動量再說！

　　還有一個小迷思要和大家分享，就是吃冰到底能不能治療感冒？網路上不少人說孩子感冒了，就買點冰給他吃，我不知道這個說法是從哪裡來的？一開始應該是針對喉嚨痛、口腔潰瘍的小孩，因為口腔和喉嚨都非常不舒服，吃不下飯，又怕沒體力對抗病魔，因此就想到用冰淇淋、布丁這種冰冰甜甜的東西餵食，讓它經過喉嚨的時候，可以冰敷一下發炎的部位，順便提供身體所需的熱量。

　　如果是上述情況，我覺得還說得過去，兩害相權取其輕嘛。但是，有人就把它擴大成吃冰可以治療感冒，就肆無忌憚跑去吃刨冰、喝冷飲。這在中醫理論裡可是一個大禁忌，從今天開始一定要改掉，想吃冰就說嘛，千萬不要用感冒當藉口，吃冰淇淋只是讓喉嚨覺得冰涼舒服些，但絕對無法治療感冒，反而還會因為補充了熱量而長胖喔。

享受冰品又能瘦的吃法

咦，我好像聽到有人在哀號～連冰也不能吃，人生還有什麼樂趣呢～好啦！如果遇到天氣熱得要命，一直很想吃冰的時候，該怎麼辦呢？我來傳授幾個相對比較健康的方法，但是有言在先，吃冰品就是不健康的，能不吃就不要吃喔！

1. 不要在錯誤的時間點吃冰

第一個要注意的就是，不要在錯誤的時間點吃冰。甚麼是錯誤的時間點？就是吃正餐的前、後一小時內，最好不要吃冰。脾胃若有寒氣，腸胃蠕動就會不好，所以吃完冰之後再去吃飯，或是吃完飯後立刻吃冰，就容易引起腸胃不適，也會影響到用餐，造成偏食或是挑食，如果真的要吃，可以選擇在餐與餐之間當做點心。

2. 淺嘗即可

第二個即是淺嘗即可。一下子吃太多冰冷的東西到身體裡面，或是吃冰的頻率太高，身體會來不及把寒氣排出體外。如果一直累積下去，傷了脾胃不說，還有可能影響到其他的五臟六腑，到時候可就不是肥胖這麼簡單的問題了，所以真的要吃冰，就吃少一點，或偶爾一次沒關係。

3. 挑選低熱量冰品

第三個重點，則是儘量挑選低熱量冰品。刨冰會有紅豆、綠豆、湯圓、地瓜、芋頭等澱粉類食物的選項，如果再淋上濃濃的煉乳和糖水，是不是很可口誘人呢？這些選項的熱量都太高了！還有霜淇淋、冰淇淋，也都是高熱量的冰品，要注意不要吃太多。建議在選擇配料

時，可以白木耳、山粉圓或是新鮮水果為主，少用糖水、煉乳，改用鮮奶、無糖優格來調味，就可以避免攝取太多的熱量。

網路上還有很多方法，教大家怎麼吃冰才健康。像是吃慢一點；先把冰含在嘴裡，等它不冰了再吞下去；或者是在比較熱的中午吃；要不然吃完趕快喝點薑茶驅寒氣。我覺得這些方法都會影響吃冰的心情，不需理會！反正明知山有虎偏向虎山行，哪裡危險就往哪裡去，真的要吃就吃個痛快，吃完趕快去曬太陽、做運動，還是能夠瘦得很好喔。

吃冰行不行？東西方大不同

「西方人還不是動不動就喝冰的，而且他們生完小孩立刻喝冰水、吃冰淇淋也不怕傷害身體，為甚麼我們不行？」

這個問題問得好，答案就在於他們是**西‧方‧人**所以我們**不‧行**！

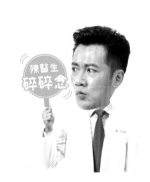
陳醫生碎碎念

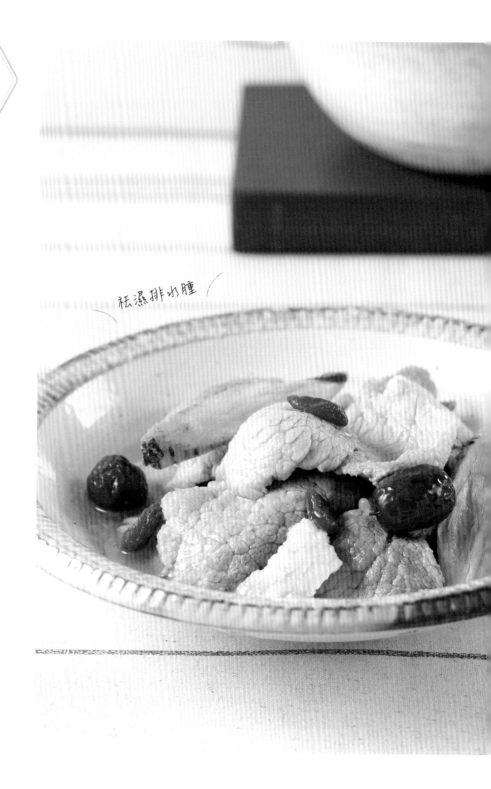

生薑麻油肉片

祛濕排水腫

這道生薑麻油肉片最適合冷颼颼的冬天吃，薑可分為老薑、中薑及嫩薑，使用生薑最能祛除身體寒氣、促進血液循環，搭配麻油一起料理更暖呼呼。

食　材

生薑 30 公克、蔥白 2 根、肉片 300 公克、麻油 30c.c.

藥　材

黃耆 15 公克、茯苓 15 公克、枸杞 10 公克、紅棗 3 顆

做　法

1. 生薑切片、蔥白切段，備用。
2. 將麻油倒入鍋中，加入薑片拌炒，直到薑片表面略焦。
3. 加入肉片繼續拌炒，直到肉片表面略熟。
4. 將水加入鍋中，再放入黃耆、茯苓、枸杞、紅棗。
5. 先以大火煮滾，再轉小火繼續煮約 30 分鐘。
6. 加鹽調味，即可食用。

❤ 注意事項

1. 肉片可以依自己的喜好選擇；羊肉性溫，如果敢吃，則更佳。
2. 麻油可酌量加減。

《 茯苓 》

【性味歸經】味甘、淡，性平；歸心經、肺經（呼吸系統、皮膚）、脾經（腸胃功能）、腎經。

【功　　效】利水滲濕，健脾和胃，寧心安神。

【注意事項】1. 經常跑廁所、尿尿很多的人，少吃為宜。

2. 汗多的人食用恐怕會損元氣，要儘量避免。

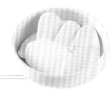

醫師小語

台灣常見的平民小吃四神湯，其中有一味就是茯苓。它有「四時神藥」之稱譽，因為不管是哪種邪氣入侵，皆能發揮功效，且四季都可以使用，更是適合入菜的健康美味藥材。主要功用在治療因脾虛造成的消化不良、暈眩、心悸、失眠等症狀。

08 喝水會變胖，減肥時不能喝太多？

喝水就會胖？你是外星人哦！其實喝得太少，反而會造成水腫！

人體有70%是由水分所組成，喝水對身體的重要性，不用我多說，大家應該早就耳熟能詳了。水是自然界中最好的溶劑，也是體內環保不可或缺的一環，任何養分要送入細胞或廢物要排出體外，都得藉由水分來運送。

如果你正在減肥，對於該不該多喝水可能會感到矛盾，因為你一定聽說過：喝水會胖。減肥的時候不能喝太多水，或是自己也曾經歷過，明明吃得不多，但是只要喝水之後體重就會增加，早上起床時，臉也腫得像豬頭一樣，嚇到都不敢喝水了。到底減肥期間能不能喝水？這個章節我不但要來解惑，還要教大家如何聰明喝水來幫助減肥喔！

喝水都會胖？除非你是外星人！

很多人都以為喝水會胖，我只能搖頭嘆息；這個觀念真的是荒謬啊，大家不要再自己嚇自己了。稍微動點腦筋想一下，如果真的喝水會變胖，那這個人一定是超級特殊體質，或者乾脆說他是外星人吧！

怎麼說呢？因為水完全不含任何熱量，身體竟然還可以把沒有熱量的水轉變成脂肪，是不是太不可思議了？**水喝了會增加體重，就只是水腫而已。**那我們要如何分辨水腫還是胖呢？最簡單的方法，就是用手指頭按一下腳踝內側的皮膚，如果皮膚沒有辦法立刻回彈，而是要等個 2 ～ 3 秒才會恢復，那就很有可能是水腫。

想要更準確一點知道到底是水腫還是變胖，量體脂肪立見分曉。現在很多市售的體重機都有量體脂肪的功能，站上去不用幾秒鐘，體重、體脂肪就可以一覽無遺。**如果體重增加、體脂肪沒有增加，那可能就是水腫；假使兩者同時增加，就是變胖了。**不過，不管是水腫還是變胖，不要擔心，只要照著我的方法做，都是可以解決的。

水腫不是因為水喝得太多，而是水分無法排出體外

在門診中，我常鼓勵病人喝水，但是大家都有一個疑問，沒喝甚麼水就已經水腫了，再多喝一點，不就腫得更厲害了嗎？其實水腫不是因為水喝多，而是水分無法順利排出體外，所以水腫是反應身體機能出了問題，或是有潛在疾病所產生的一種症狀，其常見原因可以歸納為以下幾個：

原因 ① 疾病所造成

肝硬化、心臟衰竭，還有腎臟病患，因為身體機能的衰退導致水分無法順利排出，造成水腫。這些患有嚴重疾病的人，一定要遵照醫生的指示嚴格控制水分的攝取；也有人因為吃藥引起水腫，通常停藥後就沒事了。另外，如果只有單腳水腫，要注意是不是深層靜脈栓塞、蜂窩性組織炎、淋巴阻塞，或是痛風等疾病，倘若有這些狀況突然出現，一定要儘快就醫，以免影響病情。

原因 ❷ 飲食的影響

上班族經常外食，常會誤入高鈉的陷阱，例如重口味的食物鹽分偏多，醃漬的肉類、罐頭、醬菜、調味料──像是番茄醬、沙拉醬等，都是高鈉食品，一旦吃下肚，身體為了使鈉離子的濃度維持恆定，會讓水分滯留在體內，因此造成水腫。而甜點、飲料這些含有高糖分的食物，會導致胰島素急速分泌，同樣也是體內鈉離子失衡的凶手之一，後果是造成下半身水腫。

原因 ❸ 女性的宿命

女性在排卵後到月經前這一段時間，通常會有周期性的水腫，這是因為體內黃體素濃度提高所致。另外像是服用避孕藥、注射排卵藥，這些荷爾蒙類的藥物，也有可能引發水腫。同時這也破解月經後會瘦得比較快的錯誤印象，因為減下來的體重，就是月經前滯留在體內的水分。

原因 ❹ 體質的問題

從中醫的角度來看，五臟六腑出現問題都有可能產生水腫，尤其是脾氣虛和腎氣虛體質的人。吃東西不規律、有一餐沒一餐的，正餐不吃卻又喜歡喝冷飲的，就有可能變成脾虛體質。而腎氣虛的人，通常是勞累過度、晚睡、熬夜或是久病、重病所造成。體質有問題者，就算正常喝水，也有可能會水腫，所以一定要把不良的飲食與生活習慣改掉，把體質調理好，才能夠避免水腫的發生。

原因 ❺ 水喝得不夠

最後一個原因，也是很多人感到困惑的，那就是喝水量的問題。我們需要喝水，是為了讓體內細胞正常工作，補充每天呼吸、流汗和

尿液所排出的水分，再加上體內很多化學反應，都是以水當作介質來進行的，因此水要喝夠，身體才會健康。

有人說都水腫成這個樣子了還要多喝水？這又要開始講故事了。幾千幾百萬年前的原始時代，當人類還住在山洞裡的時候，沒有像現在這麼方便，水龍頭一打開就有水可以喝；要喝水可能要等下雨，或是走到很遠的地方去取水，以致常常處於缺水的狀態。**所以身體演化出一種自我保護的模式，就是在喝水量不夠的時候，會啟動存水的機制，讓水分儘量保存在體內不要隨便消耗掉，因此水喝的不夠多，反而會產生水腫的現象喔。**

一天到底要喝多少水？大約是體重的 30 倍

正常情況下，成年人一天的喝水量大約是體重的 30 倍。假設你的體重為 50 公斤，那就必須攝取到 1500c.c. 的水分，如果是正在減肥的人，則要補充到體重的 50 倍才夠，亦即上述的 50 公斤，要喝下 2500c.c. 的水，脂肪代謝與體內廢物的排除功能才能夠正常。

在我的門診中，屢見體重突破百公斤的人來找我減肥，當他們聽到一天要喝超過 5000c.c. 的水分時，總是很驚訝地問，喝那麼多水會水中毒吧？其實水中毒的例子很罕見，但是水喝太快，可真的會出問題喔，因為人體在流失水分的同時，也會失去維持機能所需的電解質，尤其是鈉離子，如果水分一下子補充太快太多，會使得量已經偏少的電解質被更加稀釋，這時就會產生所謂的水中毒現象，正確來說應該

叫做低血鈉症。

倘若血鈉太低，會產生頭痛、昏睡、神智不清、感覺遲鈍等現象，嚴重一點還可能導致身體麻痺、癲癇甚至昏迷，所以在補充水分時，**切記一小時不可喝超過 1,000c.c. 的白開水**，如果是大量流失水分的情況下，一定要連同電解質一起補充，像是運動飲料或是鹽水都是很好的選擇。

養成每半小時補充 200c.c. 水分的習慣

等口渴的時候才想到喝水，代表身體已經缺水一段時間了，才會下達口渴的訊號，因此我建議要養成定時補充水分的習慣，**每半小時喝 200c.c.，少量多次慢慢喝。**可以測量一下平常用來喝水的杯子有多少容量，或是使用有標示容量的水壺來裝水，就會大概有個概念。

如果怕晚上喝太多水，半夜會起來上廁所，或是隔天起床眼皮腫，那就在晚上時把喝水量減少到每半小時 100c.c.，或是再少一點，但是千萬不要完全不喝水，一旦身體啟動保護機制，有可能讓你隔天起來照樣腫得跟豬頭一樣喔！

有一句諺語，「水能載舟、亦能覆舟」，套用在喝水這件事上非常貼切，人必須喝水才能維持身體機能的正常運作，發生水腫一定有原因，好好把水腫問題找出來並徹底排除，才是一勞永逸的好方法，別擔心，水喝對了也能夠瘦得很好。

冬瓜蛤蜊湯

補腎簡單煮

冬瓜性質清熱消暑且利尿消水腫，赤小豆也具有去水腫的功用，加上蛤蜊中含有牛磺酸，可以補充體力、退火補肝，所以這道湯品非常適合身體常水腫的女孩子們多喝。

食 材

蔥白 2 支、生薑 10 公克、蛤蜊 15 顆、薏仁 30 公克、冬瓜 200 公克

藥 材

黑豆 20 公克、赤小豆 20 公克

做 法

1. 黑豆、赤小豆放入紗布袋;生薑切絲;蔥白切段;冬瓜切塊;蛤蜊洗淨、泡水吐沙;薏仁泡水;備用。
2. 將紗布袋和薏仁放入鍋中,加水 2,000c.c.。
3. 先以大火煮滾,轉小火繼續煮約 20 分鐘。
4. 將冬瓜放入鍋中,煮約 5 分鐘。
5. 放入蛤蜊、薑絲、蔥白,煮到蛤蜊全部打開為止。
6. 關火,加鹽調味即可食用。

 食用方式

一週 2 ～ 3 次,白天喝。

《 黑豆 》

【性味歸經】味甘,性平;歸脾經(腸胃功能)、腎經。
【功　　效】美容養顏,補腎,明目,烏髮。
【注意事項】1. 經期常延遲的女性不建議食用。
　　　　　　2. 腸胃功能不良者慎食。
　　　　　　3. 小兒不宜多食。

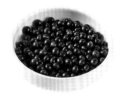

 醫師小語

黑豆富含花青素,抗氧化能力一流,有助清除體內自由基,達到養顏美容的效果,若能榨汁熬煮成黑豆漿,連皮帶渣一起食用,更是有效獲得膳食纖維及蛋白質的好方法。也有不少女明星產後喝黑豆水發奶及瘦身成功,讓黑豆水瞬間成為女性的熱門飲品。

誤入歧途篇

避開陷阱，人生別再一直減肥了

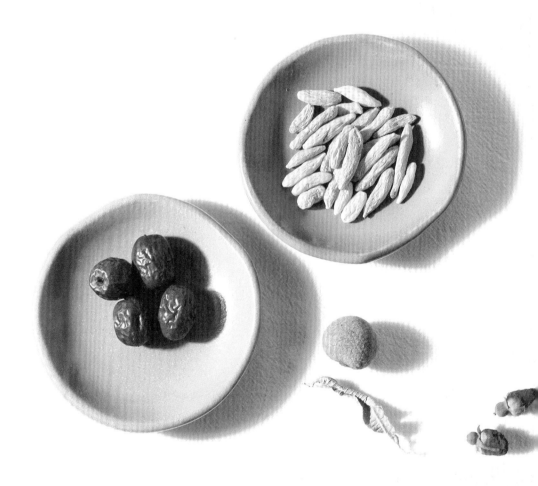

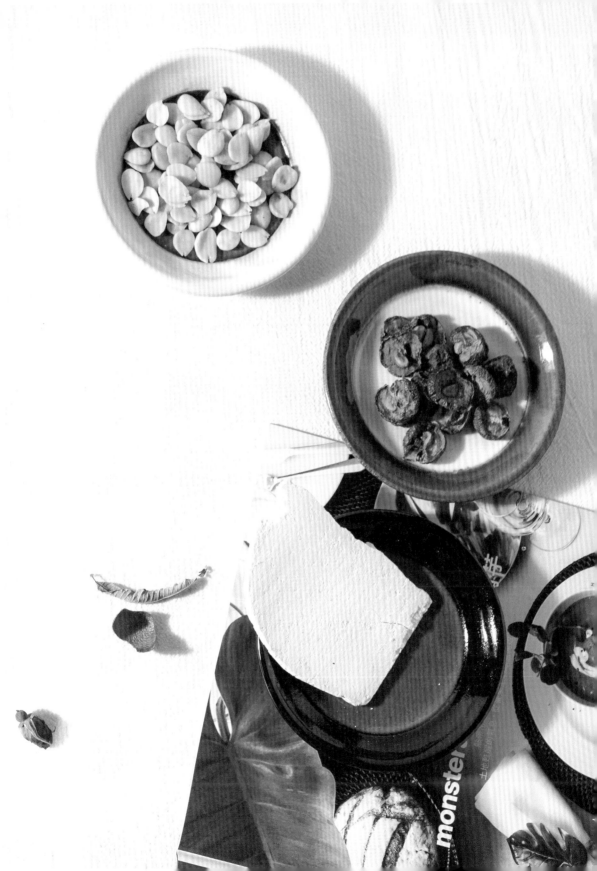

01

變胖真的怪嘴饞？
先釐清嘴饞的原因
在哪裡？

嘴饞往往是減肥大敵，若無法克制，4 種健康零食可以讓你「貪吃」一下！

自從我開了減肥門診之後，發現大多數的胖子之所以會變胖，最大的關鍵還是在吃東西的問題上，也就是太過於嘴饞了。這些人由於口腹之慾太過於強烈，所以總是在吃完正餐之後，非得要來些蛋糕、甜點、零嘴什麼的，才能補足腸胃裡的那一份空虛感，加上冬天到了，就更想多吃點東西來對抗寒冷，也因此就越吃越胖了。

減肥最痛苦的時候，就是好不容易瘦個幾公斤，卻管不住自己的嘴巴，無時無刻都想要吃東西，但又擔心吃了會前功盡棄……這種身心煎熬的感覺真的很可憐，那到底該怎麼辦才好呢？別煩惱，這個章節就要來告訴大家，如何區別肚子餓和嘴饞；萬一真的嘴饞了，可以吃些什麼來滿足食慾，但又不會對身材造成太大的負擔。

在進入主題之前，我建議要先弄清楚嘴饞和肚子餓兩者有什麼不同。這兩種情況的原因不一樣，解決的方法也人相逕庭喔！

如何區分肚子餓還是貪吃？

如果你在吃完正餐的 2～3 小時之後，胃部微微感覺到胃酸開始分泌，然後肚子咕嚕咕嚕地叫，那應該是肚子餓了，這個時候的確需要去吃點小東西，千萬不要忍著，因為胃酸一直在分泌，胃又空空的沒有東西讓它去消化，這樣對胃是非常不好的，嚴重時甚至會有頭昏、發抖等血糖降低的症狀。

對於正在瘦身的人來說，肚子餓會使代謝變慢，如果不好好吃東

西，反而不利於瘦身，但是也不能因為肚子餓就亂吃喔，釐清觀念之後，等一下我會教大家怎麼吃，怎麼選擇適合的食物。

另一種情況是嘴饞，最常發生於坐在沙發上看電視，或在辦公室用腦過度時。人會莫名其妙的突然想要吃點東西，其實根本不會餓，只是嘴巴想動一動而已。嘴饞通常是由外在原因所引發，例如無聊，或是剛好看到美食節目，或者走在街上聞到食物的香味。這時唾液開始分泌，就會想找點東西來吃。嘴饞是減肥的大敵，當這種情況發生時，就要想辦法忍耐，克制自己想吃東西的慾望。

兩餐之間不能夠維持飽足感，就會老是想找東西吃

如果每次都是在正餐和正餐之間覺得肚子餓，那我建議正餐一定要吃飽。這點很重要喔！如果正餐能營養均衡、分量夠，而且讓這個飽足感至少能夠維持到下一餐之前，這樣就比較不會想要去找東西吃了。那怎麼吃才能維持飽足感呢？

其實在各類營養素之中，蛋白質最能夠維持長久的飽足感，也是人體的必需品，更是構成肌肉的重要來源，因此在均衡的大原則之下，我建議在三餐中，可以多攝取一些蛋白質類的食物，像是雞肉、魚肉、豆類、蛋等，能夠提供身體足夠的能量，同時減少兩餐之間感覺饑餓的機會，自然就不會想吃零食了。

為減壓而吃，很容易把胃容量撐大

講到正餐，有一點要特別提醒，很多人常常心情不好，就開始亂吃東西、暴飲暴食，或是一有壓力就用吃來發洩，一不小心很有可能會過量。次數多了，容易把胃撐大，胃容量擴大後即使恢復正常的食量，也總會覺得沒有吃飽，就會想在正餐後吃更多東西來填滿它。所以，為了自己能夠維持正常的食量著想，要儘量避免在壓力下進食。

有時候以為肚子餓了，但其實你只是口渴

另外，有時候以為肚子餓了，其實只是口渴而已，因為口渴和肚子餓，在大腦裡是用同一種神經傳遞物質來傳送訊息。如果水喝得不夠，大腦在發出訊號的同時，有可能會讓人誤判，以為是肚子餓了，所以在正餐之間出現饑餓感的時候，可以先喝杯水測試一下，若喝了之後就不餓了，那就是口渴。

上述只是亡羊補牢的方法，最好還是養成多喝水的習慣，每半小時就喝個 200c.c. 左右，大約比半個馬克杯再多一點點的量，才不會讓你因為誤判而多吃了東西喔！

如何制止自己貪吃的衝動？

　　如果肚子沒有餓的感覺，但是卻一直很想吃點什麼東西，那就代表只是嘴饞而已。有人說一直很想吃某種東西，就代表身體缺少這個食物所提供的營養素，但臨床上並沒有研究可以證明，因此大家不要道聽塗說，把自己的貪吃病給合理化了。假使因為情緒或是無聊等因素，讓你忍不住一直想要吃東西，該怎麼辦呢？我整理了四種方法，嘴饞時不妨可以試試。

♦ 多多刷牙

　　雖然說三餐飯後都要刷牙漱口，但是如果要達到抑制食慾的效果，就在很想吃東西的時候，趕快去刷牙。牙膏那種清涼的氣味可以沖淡食慾，讓頭腦清醒一點；可以把它想像成牙齒癢了，要用牙刷去抓癢，這樣再有嘴饞的時候，就會記得去刷刷牙了。

♦ 眼不見為淨

　　現代人很喜歡上網，不論在各大社群或是朋友群組的分享，都可以看到很多美食照片，這些圖像的視覺刺激也是引發食慾的因素之一，所以最好不要太常點閱美食部落格或是食譜網站，沒看到就不會想吃，萬一不小心看到了怎麼辦？那就不要去買啊！

　　你可能會想說買回來放著沒關係，等想吃的時候再拿出來吃一點點就好。哈哈！有可能嗎？不要再欺騙自己了好嗎？就算一天只吃一點點，總有那麼一天，這些垃圾食物還是會全部進到你的肚子裡，所以不要看、不要買，就不會吃！

✦ 轉移注意力

通常會想吃零食的時候，都是因為處於極度無聊、或是焦慮煩躁之中，這個時候應該做一些其他事情，來轉移想吃東西的注意力，例如散散步、聽音樂、找人講話或是換個環境，都可以移除想吃的慾望。

✦ 記錄飲食清單

很多人都有寫日記的習慣，除了寫下心情之外，也可以拿來記錄每一天的飲食內容，因為吃零食的時候，多半都是不經大腦思考的，因此在寫的過程，可以重新檢視一次每天吃進肚子裡面的東西，藉由這樣的方式來警惕自己，就可以三思而後吃啊！

 做到這四點，你可以不貪吃

Point 1 多多刷牙	想吃東西的時候就去漱口，牙膏的清涼的氣味可以沖淡食慾。
Point 2 眼不見為淨	不要看、不要買，就不會吃！
Point 3 轉移注意力	做其他事分散注意力，例如散散步、聽音樂、找人講話或是換個環境等。
Point 4 記錄飲食清單	記錄每一天的飲食內容，每天檢視警惕自己。

嘴饞時可以吃的四種健康零食

好啦，我也不會那麼不近人情，我們追求的不就是吃得開心也能夠瘦得很好嗎？到底嘴饞的時候可以吃哪些東西呢？接下來我要推薦大家四種健康的零食：

第一個是純度 75％以上的黑巧克力。濃郁的可可味道可以降低對食物的慾望，同時黑巧克力中含有適度的油脂，在胃中消化的速度非常慢，能有較長的時間維持在飽足感中，不會又因為貪嘴而想吃其他的東西。

第二個推薦的食物是無糖的水果乾。如果手邊有新鮮水果當然比較好，但是有人會覺得吃水果沒有像吃零食一樣的快感，因此我建議可以吃水果乾。能自己做最好，其實方法很簡單，只要把水果烘乾之後剪成一小塊一小塊的，再混合一些堅果進去，就是健康又美味的零食了。倘若是外面買現成的，要注意有沒有加糖或是其他添加物，否則吃多的話也是會變胖又傷身體喔！

第三個健康的零食是無糖優格。優格中含有許多人體必需的胺基酸、蛋白質以及對腸道有益的細菌，不但營養豐富又有助於消化吸收，再加幾顆堅果一起吃，營養更均衡，還可以增加飽足感，吃一點就能夠讓你度過嘴饞的時光。

最後一個要推薦的是非油炸海苔。海苔其實是另一種蔬菜，它含有大量維生素和礦物質，其中又以碘的含量最高，同時它不含任何脂

陳醫師推薦的健康零食

黑巧克力

非油炸海苔

無糖水果乾

無糖優格

肪，就算多吃也不用擔心發胖。但要注意的是，有些市售海苔在製作的過程是用油炸的，而且加了過多的鹽去調味，買的時候要看清楚標示，才不會誤踩地雷。

是人都會嘴饞，所以不用有太大的罪惡感，重點是要先釐清嘴饞的原因在哪裡？如果真的非吃零食不可，那就挑選上面所說的幾個來吃，找對方法，一定可以越吃越瘦喔！

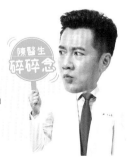

陳醫生碎碎念

有人說：「歲月是把殺豬刀，黑了木耳，紫了葡萄，軟了香蕉；時間是把豬飼料，瘦了衣裳，肥了蠻腰。」
我說：「你要把自己當豬，怪誰？」

綜合美味果乾

健康好零食

自製果乾吃起來雖然甜度比一般水果高，但因為是使用天然的水果來製作的，還是比零食來得更健康，搭配枸杞和黑巧克力一起吃，口感更豐富。

食 材

鳳梨 1/3 顆、蘋果 1 顆、香蕉 2 根、檸檬 1 顆、黑巧克力 100 公克、核桃 50 公克

藥 材

枸杞 50 公克

食用方式

嘴巴饞的時候就可以食用。

注意事項

做 法

1. 水果洗淨，去皮、去梗、去籽，切成約 1 公分薄片，巧克力和堅果切成碎片，備用。
2. 將檸檬擠汁，加入 250c.c. 開水中。
3. 蘋果、香蕉浸泡至 2 的檸檬水約 15 分鐘。
4. 烤箱以 100 ～ 120℃預熱。
5. 將所有水果片稍微擦乾後，平鋪在烤盤上，以烤箱 100 ～ 120℃烘烤 1 ～ 2 小時；過程中適度翻面，直到乾燥為止。
6. 枸杞洗淨、瀝乾，再放入電鍋中，蒸約 30 分鐘。
7. 將果乾剪成小片狀，與蒸好的枸杞、黑巧克力碎片、核桃碎片混合，即可食用。

滋陰補腎
清肝明目

1. 水果可以依個人喜好更換，像是奇異果、芭樂、梨子、火龍果，都很適合做成果乾來食用，但梨子、蘋果、香蕉這類容易變色的水果，烘乾前要先浸泡檸檬水，成品的顏色才會比較好看。
2. 梨子、蘋果這類果皮，不至於難以下嚥，可以洗乾淨後直接製作，不一定要削皮。
3. 如果家裡有風乾機，可以設定約 60℃，風乾約 10 ～ 12 小時。低溫風乾能夠保留更多的營養成分，但需時較長，可以自行衡量製作方式。
4. 黑巧克力要選擇至少 70%以上，以免糖分過高。

《 枸杞 》

【性味歸經】味甘，性平；歸肝經、腎經。
【功　　效】扶正固本，滋陰補腎，清肝明目，益氣安神，強身健體，延緩衰老。
【注意事項】因枸杞滋補，正在感冒發燒、發炎、腹瀉的人最好不要吃。

醫師小語

現代醫學研究，枸杞有降血糖、保護肝臟、明目、提高免疫力、抗腫瘤等功能。料理時可以加入枸杞，既養生又滋補，只是烹調時間不宜太長，可以在料理最後加入，這樣可以保留更多營養素。

02

減肥必須戒吃澱粉？不吃澱粉真能快快瘦？

無醣飲食一開始體重降很快，但這只是脫水現象，並不是真的減下脂肪。

幾天前剛好有個空檔到診所附近餐廳吃飯，這家餐廳是一間專門賣蓋飯的地方。顧名思義，蓋飯就是一個大磁碗底部墊了一層白米飯，上面則鋪滿了主食和配菜。比如說豬排蓋飯、鮭魚蓋飯，都是我很喜歡吃的。個人覺得這真是相當簡單方便的一道料理，讓我這種懶人省去很多點菜的時間。

在我等待享用美食的同時，隔壁桌來了幾位年輕可愛的女孩。她們七嘴八舌討論要吃甚麼，其中一個女孩開口抱怨了：「我正在減肥，不吃澱粉只吃肉，幹嘛要約這種都是飯的餐廳？」咦？減肥不吃澱粉？還只吃肉？我心裡充滿了問號！努力克制自己想走過去替她們上一堂減肥課的慾望⋯⋯

澱粉＝脂肪？這真是大誤會！

在我的減肥門診中，也曾經有人問我，減肥的時候到底能不能吃澱粉？吃澱粉是不是很容易就會變胖？他已經一段時間都沒有吃飯或吃麵了，為甚麼還是瘦不下來？你是不是也有同樣的疑問呢？

我想大部分人都有一個根深蒂固的誤解，就是「別吃澱粉，因為澱粉會變成糖，糖又會變成脂肪，導致體重上升。」聽起來似乎很有邏輯，但在我看來，這樣的觀念絕對是錯誤的，請想想看，如果吃米飯真的會變胖，那麼這世界上以米飯為主食的 17.3 億亞洲人口，不就全都變成胖子了嗎？

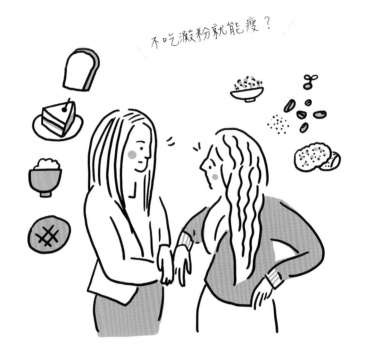

　　再看看生活在日本、中國、韓國、印尼的這些東方人，和生活在美國、加拿大、或是歐洲的這些西方人，兩種人站在一起，哪一種人看起來更年輕、健康呢？東方人以米飯搭配一點蔬菜或肉類，就是主食。連在非洲鄉間、或是比較落後的區域，靠的也是自己栽種的澱粉類當作主食，例如山藥、樹薯、小米和豆子之類。

　　環顧全球，食用最多澱粉的民族，多半是身材勻稱且長壽的人。根據研究，以澱粉為主食的族群，可發現他們在罹患慢性病的比例非常低，雖然這些人吃了大量的澱粉，卻比其他地區的人更健康。

會讓人發胖的澱粉是指過度加工的精緻澱粉

那麼再來深入探討一下，為甚麼近年來一般大眾會有「吃澱粉不健康、吃飯會胖」這樣的誤解呢？其實問題在於大家只注意到「澱粉」這兩個字。**在醫學臨床研究中，會讓人發胖的是指精緻澱粉，而精緻澱粉就是稻米或小麥經過加工，除去外層的表皮，只留下澱粉顆粒或醣類所製成的主食類食物，像是白麵條、麵包、白米飯、糕點這些東西。**

現代人喜歡好吃又好看的食物，所以穀類都被過度地精緻加工，例如土司就要吃白白膨膨的，最好能夠鬆鬆軟軟；米要買白白淨淨的，如果看起來灰灰的、帶點殼的就沒有人青睞。其實這種顏色黯沉、賣相欠佳的糙米，反而對健康非常有益，所以「吃澱粉不健康、吃飯會胖」這樣的言論，搞得大家都不敢吃任何主食，根本就是一竿子打翻一船人啊！

舉例來說，熱量同樣是 300 卡的蛋糕和排骨便當，哪一種容易讓人發胖？我想答案很明顯，有膝蓋的人都知道，吃蛋糕一定比較會胖啊！ㄟ～～奇怪了，一樣都是 300 卡，它們的差別在哪裡呢？關鍵就在於「精緻」！

越精緻的食物越看不到食材本來的面貌，排骨便當至少能夠分辨出有米飯、排骨和搭配的蔬菜；蛋糕則因為過度加工，所以看不太出來裡面用了哪些材料製作。精緻澱粉吃到肚子裡面，血糖很快就會上升，身體裡的胰島素就得趕快分泌，讓血糖降下來。這些血糖會暫時變成肝醣儲存起來，以備平常活動使用，如果這些肝醣用不掉，會轉

成脂肪堆積起來，當然就會發胖了。

假如吃進肚子的是非精緻澱粉，那血糖會慢慢地上升，胰島素也不用急著大量釋放，因此血糖值會一直維持在一個小幅波動的範圍，身體就不會有太大的負擔，也不會有過多的堆積，所以不容易變胖！

很多人說，陳醫師你亂講，我不吃澱粉幾天就瘦很多了，而且一開始吃飯馬上就胖了，你還說吃澱粉不會胖？等等，先別急，讓我來揭開真相。

採取不吃澱粉類來激進減肥的人，的確會發現自己的體重很快的掉下來，但這個情況其實並不是減去了大量脂肪，而是當身體缺乏澱粉的時候，會開始燃燒肝糖，發生了脫水現象而已；當你喝水或是恢復吃澱粉時，這些水分又回到身體裡面，體重自然在原點招手了。

不吃澱粉的三大不良後果

另外，不吃澱粉除了會瘦得不健康之外，還可能有三大後遺症！

後果 1 心情會變得低落，每天都覺得很沮喪。

當我們心情不好時，其實和腦中一種叫做「血清素」的含量過低有關係，而澱粉所含有的營養素，可以協助合成血清素，不但能讓我們維持愉悅的情緒，還可增加抗壓力，避免因為壓力過大而有狂吃的情況。因此，每日適量攝取澱粉可使心情愉快，天天都開心。

後果 ② 會讓正在減肥的人難以持續。

　　中國人是習慣吃米飯或麵食等澱粉為主食的民族，如果真的要靠不吃澱粉來減重，通常沒辦法長久，等到受不了澱粉的誘惑，又會開始大吃特吃。控制體重、維持身體健康是一輩子的事，而這樣反反覆覆，一下子吃澱粉，一下子又不吃，對減肥這種需長期抗戰的工作，毫無助益。

後果 ③ 容易無意間攝取其他更多的熱量。

　　如果用完全不吃澱粉的方式來減肥，反而會常常覺得肚子餓，更容易吃下大量的零食來緩解這樣的需求，不知不覺中就攝取了過多的熱量，減肥計畫當然以失敗收場，身體也變得更不健康。

想減肥？第一條守則就是：一定要吃飯！

　　看完以上所述，是不是覺得很恐怖呢？不吃澱粉竟然有這麼多的壞處耶。有人就會接著問，那吃澱粉有甚麼好處？來找我減肥的人，我給他們的第一條守則就是：一定要吃飯！ 依據我研究的結果顯示，「澱粉」其實是有助於減肥的。

　　大家都知道澱粉就是「複合碳水化合物」，需要經由唾液或是腸胃中的酵素分解，才可以轉換成身體活動的燃料，和甜點、蛋糕等精緻碳水化合物相比，澱粉更能維持飽足感。另外，澱粉除了能穩定提供身體所需的能量，還有助燃燒脂肪，並避免在產生能量的過程中，消耗維持肌肉機能所需的蛋白質，協助身體保持既有的基礎代謝率。

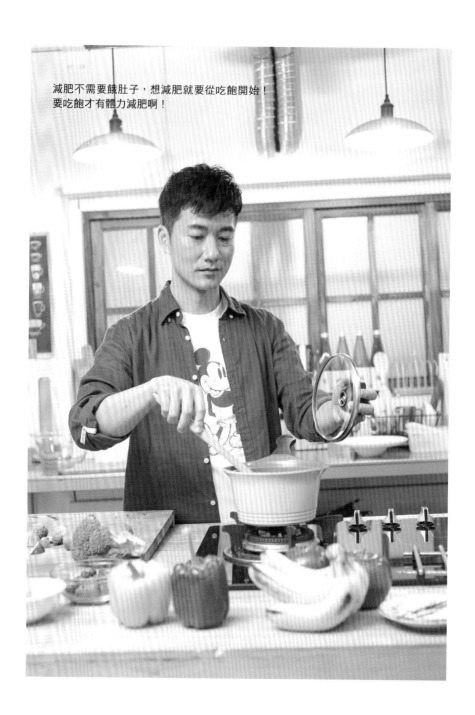

減肥不需要餓肚子，想減肥就要從吃飽開始！
要吃飽才有體力減肥啊！

「澱粉」絕對是維持身體健康的重要食物，此外，它還有兩大好處：

優點 ① 吃澱粉可以滿足口腹之慾

我常告訴病人說：「減肥不需要餓肚子，想減肥就要從吃飽開始！要吃飽才有體力減肥啊！」

但是，這也不代表可以亂吃喔！人控制不了饑餓感，但可以掌握的，就是餐盤裡裝的食物。營養要均衡，澱粉、蛋白質、纖維質樣樣不能少。有學者比較碳水化合物和蔬菜、水果對胃的影響，結果發現碳水化合物能飽足好幾個鐘頭，但蔬菜、水果很快就消化了。換句話說，吃飯撐得久，但如果只吃蔬菜或水果，很可能過一會兒就餓了，然後再去找其他東西吃，反而對減肥沒有幫助。

優點 ② 澱粉是促進身體啟動新陳代謝的重要關鍵

澱粉類食物屬於大分子的醣類，進入體內就會被消化酵素分解為最小的分子，稱為葡萄糖。葡萄糖是所有細胞的主要能量來源，特別是心臟、腦和神經系統。因此每天都要吃澱粉，才能維持身體的正常運作，體內的脂肪才可以完全被氧化代謝。

一般成年人一天約需 300 ～ 500 公克的澱粉類食物。由於澱粉是身體優先使用的能量來源，故「適量」攝取並不會讓我們變胖。事實上，現代人的澱粉問題並非出在正餐吃了太多，而是在三餐間的點心、甜點、飲料和宵夜過量。所以，若能戒掉三餐以外的零食，體重自然會瘦下來。

含有「抗性澱粉」的食物可以多吃

既然澱粉有這麼多好處，那我們該怎麼選擇正確的種類呢？只有一個小細節要特別注意，**就是要多吃含有「抗性澱粉」的食物。**

大部分的澱粉會在小腸快速消化吸收，以提供體內需要的能量，但所謂的**抗性澱粉就是不容易被小腸消化吸收，但是到大腸之後可以被腸道內的益菌所利用，它具有類似膳食纖維的功效，還可控制血糖、調整血脂、幫助腸道蠕動及促進排便等作用。**

抗性澱粉哪裡含量最多？簡單而言，就是顆粒完整且外殼粗糙，未精緻加工的全穀類，像是種子、豆類、糙米及紫米等。因此，我們在主食的選擇上，可以挑選未過度加工的糙米、燕麥或雜糧麵包，來取代白米飯、白土司。也就是說，有糙米飯就不要吃白米飯，有全麥土司就不要啃白吐司。

抗性澱粉會因溫度變化而有所增減，煮熟的食物放涼之後，抗性澱粉含量較高：例如壽司、隔夜飯、冷飯、冷麵、冷卻熟玉米、冷義大利麵等食物，也都是不錯的選擇。

雖然選擇抗性澱粉比較可能成為瘦子，但是我也不是要你無止盡、無限量的吃到飽唷！要打造瘦子體質還是要懂得自我節制，不能大吃大喝，必須適可而止，這樣你就離變瘦子那天不遠了。

日常生活常見的抗性澱粉

	選擇 ⭕	不選擇 ❌
第一類	未精緻加工的全穀類，例如種子、豆類、糙米及紫米、燕麥或雜糧麵包等	白米飯、白土司等加工精緻澱粉
第二類	煮熟的食物放涼：壽司、隔夜飯、冷飯、冷麵、冷卻熟玉米、冷義大利麵等	剛煮熟或是重覆加熱過的米飯、麵食

　　最後，我還是要不厭其煩地提醒大家，**飲食均衡是健康的不二法門，澱粉、蛋白質、纖維質缺一不可**；再重複一次，減肥真的不用餓肚子，要吃飽才有體力減肥啊！依照我的方法，你就可以吃得飽飽，又能瘦得健康喔！

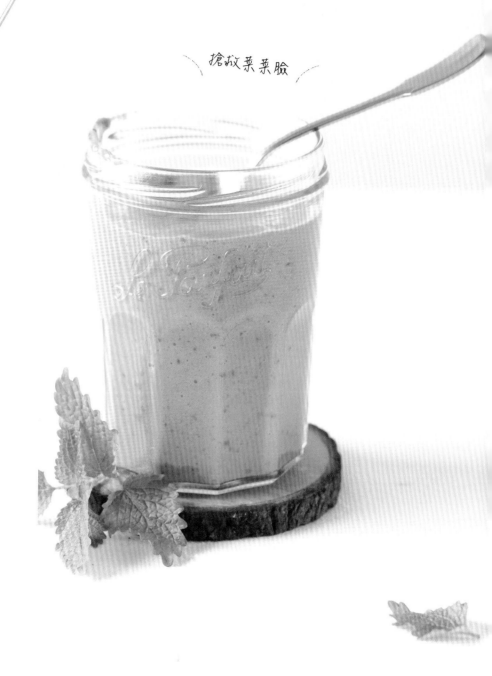

搶救菜菜臉

DR. CHEN
—
陳醫師
瘦身食療方

糙米香蕉豆漿糊

口感香濃滑順的糙米香蕉豆漿糊飽足感十足，除了運動後用來補充澱粉質之外，平常也可以當作早餐或是消夜食用唷。

156

食 材

糙米 60 公克、香蕉 1
根、豆漿 300c.c.

藥 材

枸杞 15 公克、紅棗 3
顆

做 法

1. 紅棗去籽，香蕉剝皮，枸杞泡水，備用。
2. 糙米洗淨，加 150c.c. 的水浸泡 30 分鐘後，
   放入電鍋中，外鍋加一杯水煮成糙米飯。
3. 將所有食材放進果汁機中，攪打成糊狀，
   即可飲用。

食用方式

運動後喝一杯。

《 紅棗 》

【性味歸經】味甘，性溫；歸脾經、胃經。
【功　　效】補中益氣，養血安神，緩和藥性。
【注意事項】因含有糖份，糖尿病患者要適量食用。

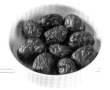

醫師小語　俗話說「天天吃紅棗，一生不顯老！」紅棗營養豐富，是台灣人熟
悉的養生藥材，也是女人好氣色的小幫手；無論是泡茶、煮成甜湯，
冷熱都非常美味，一年四季皆非常受到歡迎。除了養顏防老，還能
護肝、補氣養血、防掉髮、強健筋骨。

03

想要瘦得快、增加
肌肉量，所以要多
吃肉？

沒運動大口吃肉，結果只
會變得更胖，訣竅是少吃
紅肉，多吃白肉。

我記得曾經有個病人來找我減肥，劈頭就說：「陳醫師，我從小到大就愛吃肉，才會變成這副德性，後來改吃素了，想說健康一點，看看能不能變瘦，結果正好相反，天啊！還更胖，無論如何，請趕快救救我。」

大家一定也有同樣的疑惑，減肥到底該不該吃肉？還是吃素比較好？有人說肉吃太多會變肥，也有人提倡減肥就要多吃肉；有人說吃素對變瘦有幫助，也有人反控吃素其實會更胖，真的是眾說紛紜，看完這一串話我的頭腦都快打結了，到底真相是甚麼呢？

在這裡，我就要來分析說明，吃肉跟減肥之間到底關聯性是什麼？還有，肉該怎麼聰明吃才能越吃越瘦喔！

吃肉長肌肉？當然不會！

常聽人說，想要瘦得快，就要增加肌肉量，所以要多吃肉才會長肌肉。其實肌肉與基礎代謝率的關係，在前面的章節有探討過了，如果已經忘記了，可以再去翻閱一下。至於吃肉或是高蛋白的飲食，身體就會把它轉化成肌肉嗎？答案是：「當然不會啊！」

會有這樣的說法出來，是因為在進行高強度的有氧運動，或是重量訓練之後，增加蛋白質的攝取量，可以恢復肌肉在訓練過程中的耗損，簡單來說，就是運動後多吃蛋白質能加強肌肉組織的修復，但是這個量應該要多到多少，也沒人說得準。

很多人不明就裡，就把它解讀成運動後吃蛋白質會長肌肉，甚至更簡化為「吃肉會長肉」。於是不管有沒有運動、是不是在運動後，就拚命吃肉，或是喝高蛋白飲品。要知道，人體儲存能量的唯一形式是脂肪，也就是說，攝取過多的蛋白質，如果用不掉，就會變成脂肪堆積起來，所以，運動後適度多吃點肉，對於肌肉的鍛鍊是有幫助的，但是沒有運動卻大口吃肉，結果就當然是變胖。

無肉令人瘦？
吃素減肥充滿地雷，千萬要小心！

看完前面的敘述，就有人搶先下了結論：「既然肉吃多了會變肥，那吃素總可以吧？而且宋朝文學家蘇軾也說過，『無肉令人瘦』，不吃肉應該就會變瘦了。」

在營養均衡的狀況下，少吃點肉的確比較不會發胖，但是你知道嗎？吃素對於減重的人來說，其實是充滿地雷的，像是素食餐點為了模擬肉類的口感，大量使用豆腐、豆乾、百頁、麵筋、麵腸等大豆蛋白或穀類加工食品，並在製作過程中添加過多的油脂、糖類和鈉等調味料，導致這些「素肉」變成高熱量低營養的食物，吃多了不但無益減肥，更不利於健康。

除此之外，吃素的人因為不吃肉類，所以在烹調蔬菜的時候，會以紅燒、糖醋或沙茶等重口味的料理方式，來增添它的美味，這些引起食慾的油脂和調味料，也是變胖的隱形殺手。有些更極端的人，除

了不吃肉之外，乾脆菜也不煮了，餐餐都吃生菜沙拉，不僅忘了沙拉醬隱藏熱量危機，而且這種過度偏頗的飲食習慣，長久下來會讓體質變得虛寒，代謝減慢，反而更不容易瘦下來。

吃肉也能瘦？
注意下列幾個原則就行

　　既然肉吃多不行，素食也會踩到地雷，那該怎麼辦呢？接下來我就要精闢剖析，肉要如何吃才健康，也能夠越吃越瘦。

原則 ❶　白肉優於紅肉

　　第一個原則是少吃紅肉，多吃白肉。紅肉包括豬肉、牛肉、羊肉等，這些肉類要帶點油花才好吃，但不要吃太多，因為脂肪在後面虎視眈眈、伺機而動。如果想吃肉，優先選擇雞、火雞肉等家禽或魚類、蝦子等海鮮，它們屬於低脂肪、高蛋白的白肉類，不過適量就好。特別要提醒，雞皮的脂肪含量比較高，能不吃就不吃。

原則 ❷　清蒸水煮比較好

　　第二個原則是要注意烹調方式。雞肉、魚肉的脂肪含量雖然很低，但是如果做成炸雞塊、炸魚塊，熱量可不輸牛肉喔！所以要用對烹調方式，才不會辜負低脂肉類的恩惠。像海鮮類就可以直接清蒸，不需要用油，又可以保留鮮甜風味；雞肉則拿來水煮，然後撒上一點鹽和胡椒粉，就很好吃了。

原則 3 少放調味料

　　第三個原則是要少放一點調味料。中式料理裡有很多使用肉類的知名菜色，像是東坡肉或梅干扣肉等等，先不說那幾層肥肉有多嚇人，烹調時又加了許多的醬油和大量的冰糖，再經過小火慢燉之後，變得又黑又濃、又甜又黏，只要吃一口，就會同時吃下大量的脂肪、鹽分和糖分，很恐怖！

　　另外，很多正在減肥的人只敢吃雞胸肉，但它的脂肪含量低，煮過後容易又乾又柴，所以有些人會用燒烤的方式來料理。慘了，搭配燒烤的調味醬或是烤肉醬，高鹽且多油，會造成水腫不說，還會增加心臟和腎臟功能的負擔。所以，我建議清淡調味就好了，這樣更能吃出食物的原味。

原則 4 量，適可而止

　　最後一個原則就是要適可而止。白肉類雖然是優良的蛋白質來源，但是我要再強調一次，蛋白質攝取太多，還是會變成脂肪囤積起來。不只是動物性蛋白質，素食者食用的植物性蛋白質（豆類製品）也一樣，雖然聽起來很健康，但是一樣必須適量。

　　一天吃多少算是適量呢？以肉類攤開的面積來看，不要超過兩個手掌的大小為宜。若有兩餐吃到肉類，那就平均一餐大約一個手掌大小的肉就夠了。當然啦，如果活動量很大，或是正在做重量訓練，需要修復肌肉的人，可以增加一點是沒關係的。黃豆類的話，一天大約是 25 公克，也就是 1,000c.c. 左右的豆漿，是比較合理的量。

如果腎功能有問題，或者是心血管疾病、膽結石、糖尿病、痛風的患者，還有對某些蛋白質過敏的人，在吃肉的時候一定要遵照醫生或營養師的指示攝取，營養均衡、餐餐吃得飽才是健康瘦身的不二法門喔。

健康的身體才能製造浪漫

　　用盡所有想像、幻想，就是能和你一起到地久天長。

　　多麼浪漫的一件事，但是……

　　別人是吃飯、睡覺、做運動，你是抽煙、喝酒、不想動，或是雞排、奶茶、打電動。

　　沒有健康的身體，你想都別想。

　　自己的身體自己顧，不要搞到最後人在天堂、錢在銀行、小三跟別人在禮堂、老婆躺在別人胸膛。

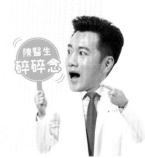

陳醫生
碎碎念

洋蔥牛肉參湯

讓元氣滿滿

牛肉營養豐富，不但是高蛋白，還含有肌酸、鋅、鎂、鐵、鉀、維生素 B_6 和 B_{12} 等，不但適合瘦身者補充體力，給生長發育中的小孩食用也很好。

食 材

牛肉 300 公克、馬鈴薯 1 顆、紅蘿蔔 1 根、牛番茄 2 顆、洋蔥 1 顆、薑 15 公克

藥 材

高麗參 10 公克、麥門冬 10 公克、五味子 5 公克

食用方式

早上或中午吃 1 ～ 2 碗。

注意事項

1. 素食者可將牛肉換成黃豆；不吃牛肉的人，可改成豬肉或是雞肉。
2. 感冒初期不要吃，以免延長病程。

做 法

1. 牛肉切塊；馬鈴薯、紅蘿蔔削皮、切塊；牛番茄、洋蔥切塊；薑切片；高麗參、麥門冬、五味子放入紗布袋中，均備用。
2. 將紗布袋放進鍋中，加水 2000c.c.，先以大火煮滾，轉小火繼續煮 20 分鐘，將紗布袋撈出。
3. 另起一油鍋，將薑稍微炒過後，再放入洋蔥炒至半透明狀。
4. 加入牛肉炒至表面微熟。
5. 加入馬鈴薯、牛番茄稍微拌炒。
6. 將炒過的食材、紅蘿蔔放到步驟 2 的中藥湯中。
7. 加入少許醬油、味醂、米酒調味、調色。
8. 熬煮約 20 分鐘，直到所有食材皆入味也好入口，即可食用。

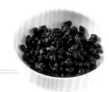

《 五味子 》

【性味歸經】味酸、甘，性溫；歸肺經（呼吸系統、皮膚）、心經、腎經。

【功　　效】斂肺滋腎，生津斂汗，澀精止瀉，寧心安神。

【注意事項】1. 高熱哮喘者勿用。

　　　　　　2. 咳嗽初起、外有表邪內有實熱及痧疹初發者避免使用。

醫師小語

古人認為，五味子具有辛、甘、酸、苦、鹹等五種藥性，能對人體五臟發揮補益作用，故名。它同時也是兼具精、氣、神三大補益效果的少數藥材之一，能益氣強肝、供應細胞更多氧氣、增強對抗疾病的免疫功能、提高記憶力。

04 瘦腿不瘦胸，局部瘦身可行嗎？

根本沒有局部瘦身這件事！胖哪裡、瘦哪裡，完全是基因決定的。

執業幾年下來，我有一個感觸，就是大家來看診就像許願一樣，尤其是女生，不但要變美、變瘦、變聰明，還要順便看看能不能幫她變個高富帥的老公出來？沒有啦，開玩笑的。不過講到許願，來找我減肥的人真的常常會說：「醫生，能不能讓我的肚子瘦快一點？能不能讓我的腿更細一點？能不能不要瘦到胸部？」

如果妳正在減肥，一定也會有這樣的願望，到底我們能不能隨心所欲，想瘦哪裡就瘦哪裡呢？看完後面的說明就會瞭解囉！

想瘦哪個部位就運動哪一個部位？

曾經聽過一種傳言，就是想瘦哪個部位就運動哪個部位，像是要瘦肚子就做仰臥起坐，不但脂肪會不見，還可以練出六塊肌。近幾年某些廠商有更誇張的說法，宣稱吃了他們的產品之後，就能想瘦肚子就瘦肚子，想瘦大腿就瘦大腿，哪裡都能瘦。其實，這些都是毫無根據的！**因為根本沒有局部瘦身這件事！我們身體會胖哪裡、瘦哪裡，完全是基因決定的！**

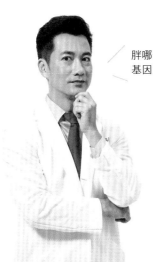

胖哪個部分是
基因決定的！

發福的時候，有些人先胖臉，有些人肚子變大；減肥的時候，有些人胸部先縮水，有些人臉小下來。**我們只能決定要讓自己變胖還是變瘦而已，沒辦法選擇哪裡先胖或是哪裡先瘦。**

唯一消滅脂肪的方法，就是提升基礎代謝率

這樣講可能還是無法讓大家理解，我在其他的章節有提過，會變胖的原因，簡單來說，就是攝取量大於消耗量，身體有太多的能量用不完，就變成脂肪儲存起來；如果想變瘦，就要讓消耗量大於攝取量，最好的方法就是「漸進式運動法」，提高基礎代謝率，就算躺著也會瘦。

為甚麼要特別提到這個呢？因為到現在為止，還有人猛做仰臥起坐，想要讓肚子小一點，或是有事沒事就狂抬腿，以為這樣就會讓大腿或屁股小一號。我苦口婆心再說一次，消滅脂肪的方法只有一個，就是要「提升基礎代謝率」。

所以，當你在做仰臥起坐或是抬腿的時候，假設真的很努力，也達到有氧的效果，把基礎代謝率提高了，恭喜你，身體的脂肪的確會減少，但是，脂肪減掉的地方，不一定是你想瘦的部位。也就是說，仰臥起坐可能讓胸部縮罩杯，也可能使屁股變小，因為代謝率提升之後，身體哪個部位的脂肪要先變少，不是你能決定的！

想要局部瘦，先降體脂肪

曾經有一個研究，讓參與者在一個月內，做五千下仰臥起坐，然後測量身體各個部位脂肪的分布狀況，結果發現背部、腹部、大腿的脂肪量，都減少的差不多，並不會只減肚子。亦即單獨鍛鍊某特定部位，也不會讓那個部位的脂肪產生變化，舉例來說，仰臥起坐無法優

先減去腹部的脂肪，深蹲亦不能有效消除大腿的贅肉，而是整個身體全面性的變化，所以，請用「洪荒之力」記住，沒有局部瘦身這回事好嗎？

如果只是某個部位太胖，想要它局部瘦下來，是不是癡人說夢呢？也沒有那麼慘啦！如果妳有持續在關注我，就會知道，陳醫師一定有辦法的，認真學、跟著做，就會離成為女神的夢想更近一步了。好，既然我說沒有局部瘦身這回事，但是又想讓局部變瘦，到底該怎麼做呢？

方法① 先降全身的體脂肪

第一步就是先把全身的體脂肪比例降下來，這個比較簡單，只要照著我的方法吃、照著我的方法運動，把身體的代謝率提升了，體脂肪自然就會降低。在這個過程中妳會發現，有些部位瘦得快，有些部位瘦得慢，自己想瘦的部位剛開始可能沒有甚麼動靜，但是無須心急，等到整體瘦的量夠多了，就會瘦到夢想的部位。

方法② 局部肌肉訓練可以改善鬆垮

第二步要開始進行局部訓練，也就是要針對想瘦的部位施以肌肉訓練。聰明的妳馬上舉一反三，原來是要把脂肪練成肌肉啊？錯！這也是錯誤的觀念喔。脂肪就是脂肪，肌肉就是肌肉，脂肪只會增加或是減少，肌肉也是一樣，它們兩個不會互相轉換的。

局部的肌肉訓練主要是增加肌肉強度，因為我們會覺得變胖，除了皮下脂肪增多之外，肌肉鬆垮也是主要原因之一；就像上班族或是產婦的肚子，因為腹肌鬆弛無力，所以肚子看起來就是特別大，訓練

過後肌肉強度增加、恢復緊實，就算六塊肌沒有跑出來，線條也會變得更漂亮。

鍛鍊身體四大部位肌肉的方法

接下來我會針對一般瘦身者最在意的四大部位，提供幾個在家裡或是在辦公室，隨時都可以做的簡單方法。至於更進階的訓練方式或是還有其他部位也想變瘦，建議可以請個健身教練指導一下，才不會做錯喔。

方法 ① 消滅蝴蝶袖

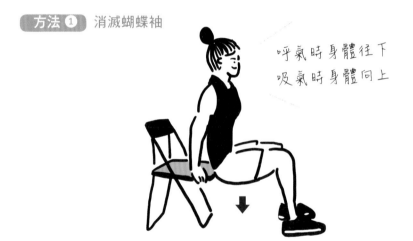

呼氣時身體往下
吸氣時身體向上

想要消滅蝴蝶袖，就要訓練上臂的肌肉。先找個沒有輔助輪的堅固椅子，坐在椅子上，雙手扶在椅子的前緣，膝蓋彎曲，然後慢慢地向前移動臀部，直到臀部離開座位，這時候手臂是向後支撐著我們的身體。

接下來一面呼氣一面彎曲手肘，讓身體往下，直到無法再向下，然後吸氣同時將身體向上推，完成一次動作。反覆做 15 次左右，休息一分鐘，再接著做，一次可以做 3 ～ 5 組。做的過程中，可以請別人摸一下自己的上臂，是不是因為用力而變硬？做完之後手臂有發熱的感覺，那就沒有錯囉。

另外，還有一個更簡單的動作，就是拿一個寶特瓶裝滿水，將瓶子往上舉，手臂貼近耳朵，保持上臂跟手肘的位置不動，將前臂向後彎曲往下，再向上舉起，重複 10 到 15 次，再換手做，一樣可以做 3 到 5 組。建議可先從輕的開始，然後再慢慢增加重量，才不會受傷喔。

方法 ② 訓練腹部肌肉

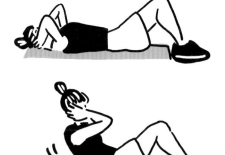

仰臥起坐可訓練
上腹部肌肉

最簡單的方法就是仰臥起坐，這個動作可以訓練上腹部的肌肉，也就是靠近胃的地方，做的時候不要把手放到頭後面，用手扶著耳朵就好，才不會傷害頸椎。

要訓練下腹部的話，推薦一個我每天下班之後一定會做的運動，就是平躺，雙腳伸直併攏，緩慢抬起與身體呈九十度，同時把臀部輕輕抬離地面，再慢慢放下，重複 10 到 15 次，一天至少做 3 組。持之以恆，肚子就真的不會再跑出來了。

方法 ③ 緊實大腿後側

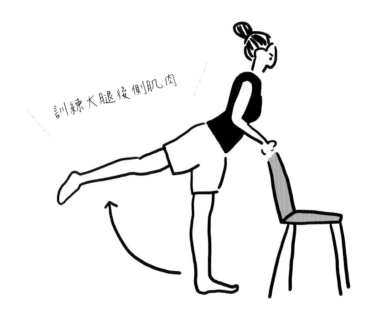

訓練大腿後側肌肉

　　現在很流行的深蹲，可以同時訓練大腿前側和後側的肌肉，如果只想訓練內側，可以坐在椅子上，拿個枕頭或是軟軟的布娃娃放在大腿的中間，夾緊、再放鬆。倘若想訓練大腿後側肌肉，就要站著，向後抬腿，慢慢抬起再慢慢放下，重複做 10 ～ 15 次，一天做 3 ～ 5 組。

方法 ④ 雕塑蘿蔔腿

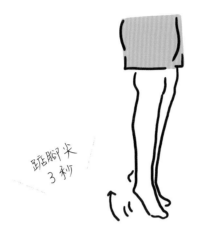

踮腳尖
3 秒

　　這是我覺得最難雕塑的地方，因為小腿大多以肌肉為主，最有效的方法就是踮腳尖，踮起腳尖之後停留 3 秒再放下，重複 15 ～ 20 下，一天做 4 ～ 5 組。做完之後記得一定要將腳板屈起來，拉拉小腿肚的肌肉，小腿肌肉在一縮一伸的訓練下，線條就會變得比較漂亮。還有一點要提醒，女生儘量少穿高跟鞋，以免肌肉過於緊繃而變得更粗壯。

做完運動肌肉沒有痠痛感，代表姿勢不對

　　在訓練局部肌肉的時候，要去感受訓練的部位有沒有運動到，或是用手摸摸看那個部位有沒有用力或變硬，做完運動後有沒有痠痛感？如果沒有，就代表姿勢不對，還需要再調整一下，或者去尋求專業健身教練的幫助。

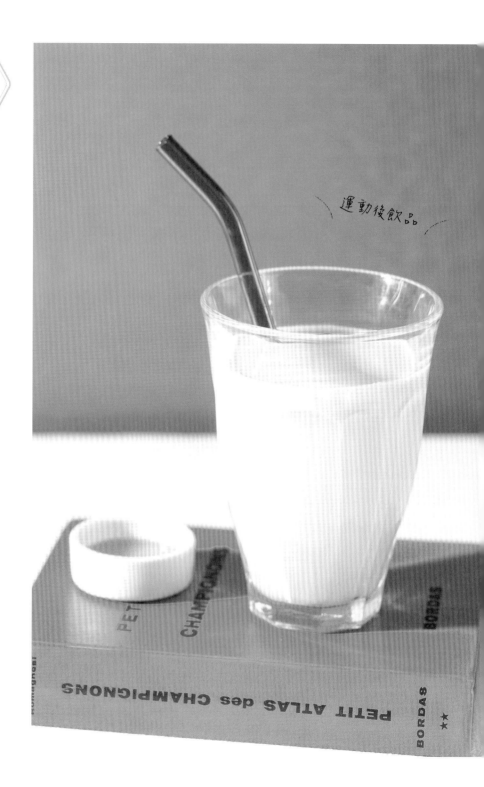

運動後飲品

柏子仁纖體飲

用天然杏仁直接磨成的粉做成飲品，味道相當清爽濃郁，而且杏仁富含蛋白質、胡蘿蔔素、維生素B群、維生素C等，營養豐富，這道飲品女孩子可以多喝唷。

食 材

杏仁粉 15 公克、綠茶葉 5 公克、豆漿 300c.c.、蜂蜜少許

藥 材

柏子仁 15 公克、陳皮 5 公克、荷葉 10 公克

做 法

1. 將綠茶葉、柏子仁、陳皮、荷葉放入紗布袋中。
2. 將豆漿、紗布袋放進鍋中，以大火煮滾後，轉小火煮約 20 分鐘。
3. 加入杏仁粉及蜂蜜調味，即可飲用。

食用方式

需要時喝一杯。

注意事項

如果沒有便祕的困擾，可以減少柏子仁的量。

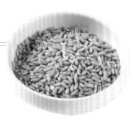

《 柏子仁 》

【性味歸經】味甘，性平；歸心經、腎經、大腸經。

【功　　效】養心安神，止汗，潤腸通便。

【注意事項】大便不成形、痰多者慎服。

醫師小語

失眠不僅會影響第二天的精神，更容易讓人急躁易怒，此時可沖泡這道茶飲來寧心安神，幫助身心放鬆，夜晚更好入眠。另外，吃太多大魚大肉，易傷脾胃，導致上火，出現腸燥便祕的症狀時，也能利用它來收潤腸通便。

05 你是減重失敗常客?看看是否做錯 3 件事?

不論是節食還是運動,
太過極端反而會失敗,
必須循序漸進才行。

行醫幾年下來，看了好多好多的減肥病人，有的是第一次減肥，有的則是身經百戰，減肥的年資比我當醫生還要久，幾乎把減肥當作畢生的志業了。而我從這些減肥老手身上，也見識到各種千奇百怪的方法，當然啦，每一種方法都有人成功，但是失敗的人一定更多，不然，就不會衍生出那麼多更光怪陸離的招式。在這裡，我把減肥常見的失敗原因做了整理，只要仔細閱讀，不要再犯同樣的錯誤，不管這是第幾次減肥，都將會是最後一次！減肥常見的失敗原因簡單來說有三大類。

減肥常見的失敗原因 1：改變太過極端

這絕對是有減肥經驗的人必犯的錯誤，如果哪一天我突然變胖了，一定也逃不過同樣的魔咒。試著模擬一下這樣的場景：當發現自己穿不下衣服、塞不進褲子的時候，你會怎麼做？是不是就卯起來不吃晚餐，不吃碳水化合物，所有的食物在吃之前都先過水去油，然後把餅乾、零食、冰淇淋這些平時的最愛，通通拒之於千里之外？

這些看似非常有決心的改變，其實隱藏著兩個問題。第一個問題是，如果透過改變飲食習慣來減肥，對於健康和減肥的成效而言，會有很不好的影響。第二個問題是，除非能夠堅持一輩子，不然這些方法反而是減肥失敗的禍根。怎麼說呢？人的生理和心理都有習慣性，只想安穩地活在舒適圈裡面，當飲食和生活習慣突然有了大幅度的改變時，不只是身體會產生保護機制來抗拒，心裡更有可能在超過忍受極限後，來個大反撲。

◆ 循序漸進才是王道

　　想要改變飲食習慣的時候，應該如何實行呢？其實很簡單，只有一個原則，就是要循序漸進。像一天吃三餐，一餐吃一碗飯，就可以先把每一餐的飯量減少 2 ～ 3 口，每兩個禮拜改變一次，一直到飯量減半為止。

　　這樣的改變頂多覺得沒有吃得很飽而已，不至於處於饑餓狀態，所以不會因為挨餓而去找餅乾或零食來吃，也不會餓得受不了，嚴重打擊想要減肥的鬥志，更不會讓身體因此啟動保護機制，可說是一舉數得啊！同樣的，在戒零食的時候，也要用循序漸進的方式，雖然說不碰高熱量或精緻加工的食物，對於減肥大大有利，但是偶爾吃一點，反而可以克制想要大吃特吃的慾望，還能當作鼓勵自己的禮物。

　　不過，也不能每天無時無刻都在鼓勵自己，麻煩有個限度好嗎？我建議頂多一個禮拜一次就好，而且每次只有 150 到 200 大卡的額度，這樣不但能讓自己享受一下放縱的快感，減輕不能吃零食的苦悶心情，更能避免因過度忍耐而產生的負面情緒，讓減肥的計畫堅持下去。

減肥常見的失敗原因 2：動靜失衡加飲食失調

　　現代人工作忙碌，上班日通常是忙到身心俱疲，所以有電梯就不會走樓梯；回家就算只有幾個路口的距離，也不願意步行；停車時一定會選擇離目的地最近的停車位。然後一到假日就有警覺心，趕快去爬山、跑步、上健身房，突然做了很大量的運動。想想看，一個禮拜

安逸了五天，只有活動一兩天，這樣要變瘦有可能嗎？

為甚麼會這樣說呢？假設你一到假日運動 8 個小時好了，也就是說 168 個小時裡面（一星期總時數），有 160 個小時是沒有在運動的，那想也知道，8 小時的運動量怎麼可能讓代謝維持一整個禮拜呢？就算在假日運動到累趴了，還是不會變瘦的。

◆ 運動量要平均才有效

比較好的做法，是把運動量平均分配到工作日和假日，像是禮拜三、禮拜天，或是禮拜二、四、六之類的，這樣穩定提高基礎代謝率的效果，一定會比集中在假日運動要好。

或許你會說平常工作已經夠累了，怎麼可能還有體力再去運動呢？其實我自己也有這樣的感覺，下班後真的都已經身心俱疲，但我還是會儘量找機會多走路。若你跟我一樣每天都很忙、很累，那我建議你可以把運動融入生活之中，像是搭捷運或公車可以提早一站下車、開車的人把車停稍微遠一點的地方、或是上下樓爬樓梯，都是好辦法。

◆ 飲食要定時定量

除了運動上的動靜失衡，飲食上的失衡也是很大的問題。上班日忙到沒時間吃，也吃得少，一到假日整個放鬆了，就上館子犒賞一下自己，或是約朋友出去大吃大喝，雖然一整個禮拜進食的總熱量可能和一般人差不多，但是前五天比較低熱量的飲食，身體的代謝率會慢慢跟著調低，到了假日卻又突然大量進食，代謝率也會因應準備要提升，但兩天後又開始上班了，進入五天的低能量狀態，代謝率還來不

及提升，又回到平常日低飲食、低代謝率的狀態，於是假日多出來的熱量就會被變成脂肪囤積起來。飲食上的失衡不但會讓減肥計畫失敗，還有可能會讓你變得更胖，所以我建議飲食還是要定時定量，不要有平常日與假日之分，減重的效果才能夠穩定持久。

減肥常見的失敗原因 3：耍孤僻

　　減肥的時候你是不是喜歡單打獨鬥，一個人默默地去操場跑步，偷偷地去健身房不敢跟朋友講，或許是因為胖了不好意思說，所以才在暗處想辦法讓自己瘦下來，但是你知道嗎？你變胖這件事大家都看得出來，何不勇敢承認：「我變胖了，我現在要減肥，請不要再來餵食了！」這樣身旁的朋友就知道，不可以再約你吃大餐，也不能再買蛋糕、甜點來分享，是不是就減少很多誘惑？而且親朋好友都知道你在減肥，你的心裡就會有只許成功不許失敗的壓力，這一股強大的力量會督促你不斷前進，而不會半途而廢。

　　除此之外，更棒的是，或許可以招來很多志同道合的人，一起進行減肥的計畫。古人說：「獨學而無友，則孤陋而寡聞。」讀書要呼朋引伴，見識才會廣博，減肥也是一樣啊，大家一起運動，一起改變不良的飲食習慣，彼此互相打氣和督促，這樣才能更堅定減肥的意志。

　　忍不住還是要多說一次，一個不能長久持續、不能維持健康的方法，就注定是失敗的下場。失敗的方法很多，我教的卻是不敗的訣竅，只要遵行我指示的方向，一步一腳印，就可以吃得好又瘦得令人羨慕喔。

減肥經常失敗的三大原因

一、改變太過極端

✖ 你常這樣做嗎？ ▶ 發現自己變胖了就突然採取開始斷食、不吃澱粉、不吃任何油脂等激烈手段，飲食和生活習慣突然有了大幅度的改變時，不只是身體會產生保護機制來抗拒，心裡更有可能在超過忍受極限後，來個大反撲。

⭕ 這樣做才正確！ ▶ 想要瘦身，應該要依循循序漸進的原則，每天調整一點點，才不會造成身體產生保護機制。

二、動靜失去平衡

✖ 你常這樣做嗎？ ▶ 平日上下班吃完飯能躺則躺，能坐就坐，能不動就不動，到了假日就突然積極開始大量運動，或是平時忙得沒時間吃飯或是吃很少，周末突然大解禁，大吃大喝等，都是動靜失衡的狀況。

⭕ 這樣做才正確！ ▶ 運動和飲食都應該每日平均分配、定時定量。

三、耍孤僻，單打獨鬥

✖ 你常這樣做嗎？ ▶ 一個人默默減肥、偷偷報名健身房，單打獨鬥著，自然很容易會怠惰失敗。

⭕ 這樣做才正確！ ▶ 昭告親朋好友你要瘦身，這樣身旁的朋友就知道，不可以再約你吃大餐，也不能再買蛋糕、甜點來分享，自然減少很多誘惑。

玫瑰枸杞茶

藥 材

玫瑰花 15 公克、枸杞 15 公克、香附 10 公克、檸檬馬鞭草 15 公克

做 法

1. 將所有材料洗淨，放入紗布袋中。
2. 將紗布袋放進鍋中，加水 1,000c.c.。
3. 以大火煮滾後，轉小火繼續煮約 15 分鐘。

食用方式

一天喝一杯，每杯約 350c.c.。

《 玫瑰花 》

【性味歸經】味甘、微苦，性溫；歸肝經、脾經（腸胃功能）。

【功　　效】行氣解鬱，活血止痛，化濕和中。

【注意事項】1. 孕婦、陰虛火旺、經期量多者慎用。
　　　　　　2. 容易腹瀉者不要服用。

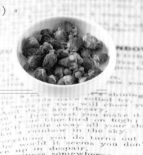

醫師小語

情人之間，常以紅玫瑰來傳達愛意。其實，它也是疏肝解鬱、美容護膚的佳品，能讓女性容顏白裡透紅，保持青春美麗。且性質溫和，男女皆宜，沖泡飲用可緩和情緒、平衡內分泌，對肝及胃有調理作用，並可消除疲勞、改善體質。

減肥失敗常客，壓力一定很大，其實個性急、壓力大、情緒緊繃，會造成肝氣鬱結，身體的循環變差，也是瘦不下來的原因之一，可以喝點疏肝解鬱的茶來輔助瘦身喔！

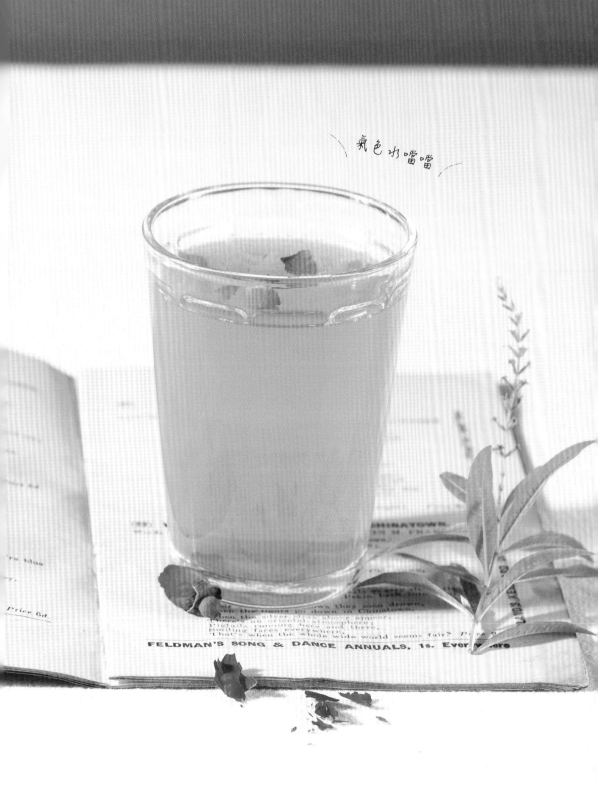

氣色水噹噹

06 大明星用的減肥法，真的可以瘦得快？

極端飲食瘦身法只能救急，不可超過兩個禮拜，否則會傷身。

頒獎典禮轉播一直是我很喜歡的節目，尤其是典禮開始之前，受邀嘉賓依序走在鋪了紅地毯的星光大道上，接受滿場熱情觀眾的歡呼，更是把氣氛炒得火熱。那些已是鎂光燈焦點的女明星，無不掏空心思、挖空衣服，藉由晚禮服大方展現姣好的身材與優雅的姿態，真的非常賞心悅目。

想要擁有穠纖合度的身形，是人人夢寐以求的希望，而對於這些身處娛樂圈的明星來說，保持好身材更是他們必修的學分。除了那些怎麼吃、怎麼睡都不會發胖，先天條件本就異於常人的少數族群之外，幾乎每個人都有一套獨特的減肥方法。大家一定也都很好奇，他們到底用甚麼方式來減肥？

其實說穿了，這些方法都是老生常談，只是有了明星光環的加持和她們本身的親身體驗，對一般人來說，具有很大的激勵作用。或許明星並不是只靠一種方式來維持身材，但對於渴望瘦身，或是鍥而不捨一定要達成目標的你來說，該怎麼從這些明星愛用的減肥方法中，選擇自己可以參考使用的方式呢？

我整理了一些明星們常用的減肥撇步，約可分為下面三大類型，接下來會依據每個類型講解與分析，當你想要效法他們時，先思考看看是否適合自己，再決定要不要採用，才能順利健康地瘦下來又不會復胖。

1. 極端偏食法

2. 中藥調理法

3. 均衡健康法

第 1 類減肥法：極端偏食法

這是大家最喜歡用的一種方法，我蒐集到的資料裡面，至少有一半以上的明星，都是採取這種極端的飲食方式，來達到瘦身的目的。舉例來說，像是舒淇，聽說她在減肥的時候，只吃蔬菜、水果和天然未加工的葵花子或是核桃這一類的堅果，飲料只喝水或是小麥汁，晚上六點之後就不再進食了。

之前有個朋友就學她這套方法來瘦身，一開始真的減很快，沒幾天 3 公斤就不見了。但你知道，人總是不滿足的，身材呢，沒有最瘦，只有更瘦；她就想著要自我突破，於是就持續使用這樣的飲食方式。

後來隔了幾個月後再見到她，天啊！完全就像變了一個人似的！不是瘦到認不出來喔，而是整個人看起來很沒精神，病懨懨的，嘴唇蒼白、氣色很差。她還告訴我，她的月經開始變得很亂，愛來不來的，來的量就少少一點點，以前從來不經痛的，現在也會痛了，更可怕的是，夏天動輒攝氏 30 度以上的高溫，她竟然還會覺得冷，問我到底該怎麼辦？

其實聽完她的敘述，我心裡就大概有個底了，稍微幫她把個脈、看一下舌頭，便更加確定，於是半開玩笑地問她說：「最近家裡的經濟是不是出了甚麼狀況？讓妳沒錢吃飯，才會營養不良到這個地步啊？」

她才恍然大悟，原來是這種極端的飲食方式，導致她營養不良，

身體才會出現那麼多毛病。**諸如此類的極端飲食方式並不是不能用，而是要適可而止，也無法長期實行**；如果想在短時間內瘦 3 ～ 5 公斤，這絕對是一個好用的必殺技，例如妳在兩個禮拜後要舉行婚禮，但是就差那 3 公斤便可以擠進小一號的禮服，此時這個方法一定可以派上用場，因為從正常飲食變成這種接近斷食的飲食方式，會減少腸胃道的殘渣，再加上營養缺乏造成脫水，當然很快就可以瘦下來了。

但是這個方法有一個致命的缺點，就是一旦恢復正常飲食，很快就會回到原來的體重，亦即數字增減只是身體裡的水分來來去去，短期使用還不至於傷害身體，但是如果「食髓知味」超過兩個禮拜，可能就會導致脾虛，影響到整個消化、代謝的功能，最後不只是損害身體健康，還會造成代謝緩慢，變成難瘦易胖的虛胖體質，豈不是得不償失？

如果你認為一定要用點極端的飲食方式，才像是在減肥，有個方法我還蠻推薦的，就是傳說中王菲飲用的「巫婆湯」。所謂「巫婆湯」是用洋蔥、青椒、芹菜、番茄和高麗菜，這五種蔬菜一起慢熬三個小時，把它們全部煮爛，加點鹽調味就完成了。

那要怎麼喝呢？妳可以連續 7 天只飲用「巫婆湯」，餓了就喝，其他任何食物都不要吃；7 天之後除了喝「巫婆湯」之外，可以逐漸恢復飲食，這個減肥法的不復胖重點，在於必須一天一天慢慢回到正常。

為甚麼我會推薦這個方法呢？因為現代人的飲食真的太過於精緻了，藉由「巫婆湯」可以暫時遠離過度加工的食物，讓腸胃道休息一

下，順便排除體內累積的老舊廢物，等到再重新恢復日常的飲食後，身體的運作機能就可以更順暢，代謝速度也能夠得到提升，是個既能快速變瘦，又可維持的好方法。

第 2 類減肥法：中藥調理法

很多人想要變瘦，又怕西藥或是極端的方法傷害身體，因此就會尋求中醫開中藥方來調理。但是我在這裡要先提醒大家，中藥不一定是溫和的，是藥三分毒，吃中藥也要針對體質，萬一體質不對，再好的藥都是毒藥。

很多明星也喜歡利用中藥輔助來瘦身，據說陳喬恩會用人參加上綠茶、荷葉泡水來喝。我覺得這個配方很聰明，因為加入人參可以補氣，特別適合長期熬夜、飲食不規律這種偏氣虛體質的人；荷葉有清熱、排水、降低血脂的作用，對於常常大魚大肉的外食族來說，再合適不過；綠茶含兒茶素，除了可以提升代謝之外，還能夠去油解膩。這三種東西組合在一起泡茶，非常適用於拍起戲來沒日沒夜的明星在飯後來上一杯。

如果你的生活也和明星一樣，常熬夜、勞累過度、外食、飲食不規律，那也很適合飲用綠茶荷葉人參茶。不過要注意的是，飯後大概半小時左右再開始喝，去油解膩的效果最好，當然，任何時間喝也都會有效果啦。若有對咖啡因比較敏感，晚上喝含有咖啡因的飲品就會睡不著的話，那這個茶就要儘早喝，以免影響睡眠。

另外，同樣非常受到觀眾喜愛的明星林心如，聽說也常在飯後泡不同的茶來喝。她的變化比較多一點，有時候是濃茶，有時候是玉米鬚茶或是薏仁水。這些茶飲都有助於提升代謝功能，而玉米鬚茶和薏仁水更含有消水腫的成分，且都是天然無害的，所以大家如果是容易水腫的體質，不妨可以試試看喔。

中藥材除了可以泡水喝之外，還能拿來泡腳或泡澡，媒體就曾報導陳喬恩用了冬瓜皮和茯苓這兩味中藥來泡腳，希望藥效藉由熱氣滲透到血液裡，從而循環至身體每個角落，將堆積在體內的廢物排出體外，達到消除水腫的目的。

其實這樣的邏輯蠻正確的，但是冬瓜皮和茯苓要用口服的才會產生效果，我想她泡了會有消水腫的感覺，應該是來自熱水，意思是說，就算沒有加藥材，光用熱水去泡一樣會有效；如果真的想用藥材加強身體排水的效果，我建議可以加點薑片或是川椒這一類，比較具有溫熱作用的藥材，能讓下肢循環更好，消水腫的成效更明顯。

第 3 類減肥法：均衡健康法

這種減肥方法是最沒亮點，也最不吸引人的瘦身方式，但我反而覺得，它才是能夠長長久久、維持身體健康的好方法。怎麼說呢？因為這種方式不需要偏激的飲食內容，只要控制好每天攝取的熱量，再加上適度地運動，就可以出現效果，真的是很生活化又能持續進行的方式。

像林心如就曾經分享，除了前面說過的茶飲之外，她會拿礦泉水的瓶子當做啞鈴，隨時隨地有空就舉，每天練習 100 下左右，就可以告別手臂下的蝴蝶袖贅肉。另外，晚上睡覺前躺在床上，雙腳併攏抬腿，正躺、側躺輪流抬，以 10 下為一組，每組之間休息 1 ～ 2 分鐘，一天抬 8 ～ 10 組，這樣不僅可以保持雙腿的勻稱修長，還能減掉腰部的贅肉。

　　飲食的部分，她儘量選擇清淡、低卡的食物，偶爾也會吃吃零嘴，但是高熱量、高油脂烹飪的西餐或是甜點，則是拒絕往來戶；最後她還提到，釋放壓力、保持愉快的心情，對於健康和減肥都是非常有利的。我十分認同最後這一點，因為很多人來找我減肥，本來都瘦得很順利，但是一遇到工作壓力大或是心情不好，肝氣鬱結的時候，就會瘦不下來，因此保持愉快的心情，也是維持身材很重要的關鍵。

　　還有一位女明星的方式，我也覺得不錯，有興趣的朋友可以參考，就是演技自然生動、宜古宜今的趙麗穎。她明明是個吃貨，卻還能維持纖細的好身材，靠的就是低熱量飲食、多吃含有粗纖維的食物、隨時保持運動的習慣、還有充足的睡眠。講到減肥，大部分的人都會把焦點放在飲食和運動上面，但如果沒有充足的睡眠，不僅會讓體內協助我們變瘦的激素無法分泌平衡，在中醫理論中，晚睡還會讓肝經、膽經過度勞累，身體得不到充分的休息，當然就瘦不下來啊！

　　現在，我來幫大家總結前面講過的幾種方法：如果不計後果想要在短時間內瘦下 3 ～ 5 公斤，可以試試舒淇或是王菲等大部分明星，曾經使用過的極端偏食瘦身法，記得不要超過兩個禮拜，不然會很傷身體。如果本身是容易水腫的體質，可以學陳喬恩用一些中藥材泡水

喝，或是利用我說的方式來泡腳，都能有效排除體內過多的水分。如果希望瘦得長長久久不復胖，那就要努力跟上林心如或是趙麗穎的腳步，每天維持均衡、低熱量的飲食，適度的運動，再加上愉快的心情和充足的睡眠。

最後，我認為維持健康的身材是一種生活態度，而非一個目的，但我們卻常常把瘦到多少公斤作為最終目標，忽略了運動和均衡飲食才是健康的本質，所以鬆懈後往往復胖的很快。對了，你們一定很納悶，我明明是志玲姊姊的家庭中醫師，怎麼都沒有提到她是如何維持身材的？祕訣又是甚麼呢？我告訴各位，她除了天生麗質之外，維持好身材的祕密武器就是我啦！大家只要遵照我在書中教的方法，也可以和她一樣，吃得開心又能夠擁有窈窕的身材喔。

人生最遙遠的距離

觸摸不到就是遠方。門診中常常建議病人多去走走路，但很多人都會告訴我……走兩步就喘、走不動、膝蓋痛、腳會痠……，我心想，吃零食聊八卦嘴巴都不會痠，走個路就在那邊一堆藉口，而且不到 50歲就走不動了，後面的幾十年怎麼辦啊？

自己的身體自己顧，最遙遠的距離莫過於求救鈴就在床頭，但你卻按不到，明明病房裡就有廁所，但你還是拉在褲子上！

多運動，維持肌肉，避免肌少，肌少不會成多，肌少也不會化痰，肌少只會讓你躺著起不來！

陳醫生碎碎念

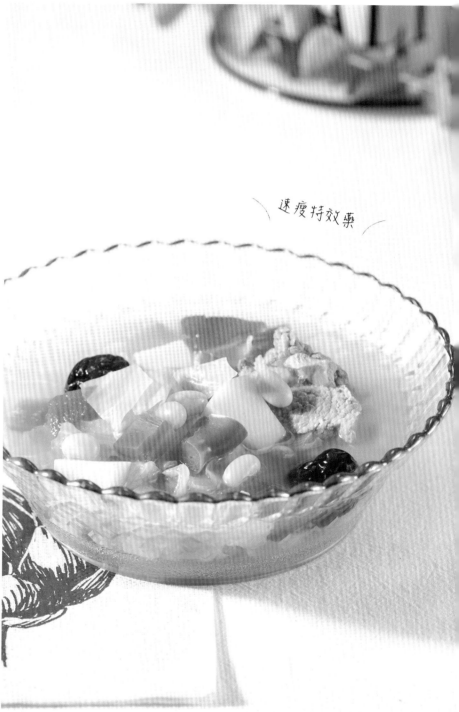

速瘦特效藥

黃耆綜合蔬菜湯

排骨湯幾乎搭配所有的蔬菜一起燉煮都適合，所以這道綜合蔬菜湯也可以換成自己喜歡的蔬菜，加上黃耆可以補氣，讓瘦身的人也可以吃得很飽很健康。

192

食　材

青椒 2 顆、高麗菜半
顆、番茄 2 顆、洋蔥
2 顆、西洋芹 1 根、
紅蘿蔔 1 根、黃豆 50
公克、排骨 200 公克、
馬鈴薯 2 顆、蔥 2 根

藥　材

黃耆 15 公克、枸杞
15 公克、紅棗 5 顆

做　法

1. 每一種蔬菜都切成小塊；黃豆泡水；排骨
   汆燙後，備用。
2. 將所有材料放入鍋中，加水 2,000c.c.，蓋
   過所有材料。
3. 以大火煮滾後，關小火熬煮約 2 小時，直
   到所有食材軟化。
4. 加鹽調味，即可食用。

食用方式

一天分 2 ～ 3 餐把一鍋喝完。

《 黃耆 》

【性味歸經】味甘，性微溫；歸脾經（腸胃功能）、肺經（呼吸系統、皮膚）。
【功　　效】補氣升陽，益衛固表，利水消腫，托瘡生肌。
【注意事項】1. 補氣藥材會讓精神變好，晚上服用容易睡不著，
　　　　　　　所以最好白天服用。
　　　　　　2. 發炎或感冒期間禁食。

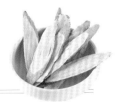

醫師
小語

黃耆入脾經與肺經，故能補益脾胃與呼吸系統，提高免疫功能。當
人體出現免疫力低下的問題時，需要固本培元，才能活絡氣血，此
時，它就能發揮強身益氣的功效。除此之外，還被譽為補氣第一味
藥，雖滋補但不滋膩，因此常見於藥膳食補中。

07 減肥怪招百百款,哪一種最快最有效?

坊間各種神奇的減肥法,都強調可以急速剷肉,但減肥並沒有快速任意門。

現代人甚麼都講求快速，身體不舒服的時候，希望吃一顆藥就可以恢復健康、消除煩惱；沒錢的時候，祈禱可以中樂透一夜致富；變胖的時候，就懇求可以有一個快速見效的方法，用了之後就像刺破氣球一樣，立刻擺脫肥胖，恢復苗條的身材。因此網路上出現很多非常吸引人的「廣告」，講得頭頭是道，宣稱只要幾天就可以瘦好幾公斤，但實際上這可是潛藏著傷害身體的危機，在這裡，我就要來為大家破解幾個常聽到的減肥怪招喔！

減肥怪招 1：三日蘋果減肥法

先來說一個聽起來好像很健康的「三日蘋果減肥法」，它就是要求連續三天只吃蘋果，不能吃其他的食物。按照三餐的時間吃，或是肚子餓的時候就吃，吃到不餓了為止。甚麼樣的蘋果都可以，但是不要選太酸澀的品種，怕會過度刺激，傷害到腸胃道，引起不舒服。

這三天中可以喝開水，或是較溫和、刺激性小的花草茶、檸檬水，但是要避免含咖啡因的飲料，像是紅茶、綠茶、烏龍茶、咖啡、可樂等，才不會引起腸胃不適。

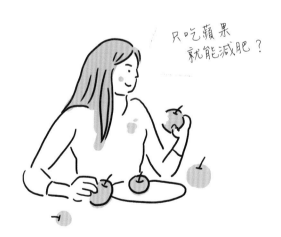

只吃蘋果就能減肥？

第四天開始慢慢恢復正常飲食，以清淡的食物為主，不能一下子吃太多，就這樣完成一次的三日蘋果減肥法。通常是建議一到兩個月進行一次，直到達成目標體重為止。

♦ 自虐換數字，大不智

「一天一蘋果，醫生遠離我」這句話大家都聽過，吃蘋果對身體的好處不用我再重複。但是如果整天只吃蘋果，而且是吃到飽，那可就不一定囉。蘋果的營養成分，以碳水化合物為主，缺少了蛋白質和脂肪，因此吃下去之後，大概一個小時就會被胃排空，然後就餓了，又不能吃其他的東西，所以會變成大概 1 ～ 2 個小時就要吃一顆。

以熱量的角度來看，一顆中型蘋果大概有 200 大卡，一天只要吃 7 到 8 顆，熱量就破表了，這樣也是會變胖的喔。假設你很節制、也頗能挨得住餓，連續三天這樣吃下來，是有可能變瘦的，但不要高興得太早，減去的體重只是水分而已，等到第四天恢復飲食之後，很快就會補回來了。就算沒有補回來，身體長期處於脫水的狀態，久了之後會影響到心肺功能、神經系統，以及腎臟的健康，為了減肥而傷害身體，是很不划算的！

減肥怪招 2：攝取單一種類食物減肥法

除了三日蘋果減肥法之外，有很多怪招都是標榜用改變飲食習慣的方式來減肥，像是喝油減肥法、雞蛋減肥法，或是現在歐美很流行的生酮減肥法，因為我不鼓勵，所以就不一一詳細介紹了。

◆ 只能偶一為之，下不為例

這些方法多半要求實行時，只能攝取單一種類的食物，違反了營養均衡的原則，短期間內會讓身體脫水而減輕體重，但是只要恢復正常飲食，體重馬上就會回來了。所以極端的減肥法只可以拿來臨時抱佛腳，像為了參加一個重要的宴會，就差那兩公斤可以塞進漂亮的禮服時，便可以派上用場，等到任務完成後再慢慢調整回來。不過，人生可不要有太多的臨時抱佛腳啊！偶一為之沒關係，抱太多次不但沒效，還可能適得其反，變得更胖喔！

減肥怪招 3：保鮮膜減肥法

講完飲食的奇葩之後，就要分析一個和運動相關的趣聞，那就是「保鮮膜減肥法」。它是利用保鮮膜不透氣的特性，包住身體，導致大量排汗後，達到燃燒脂肪的目的。

具體要怎麼做呢？如果想讓「中圍」變瘦，可以先用水打濕腰腹部，雙手各拿一撮粗鹽，均勻塗在腰腹部上，然後用拳頭來回按摩 5 分鐘，感覺開始發熱的時候，趕快用保鮮

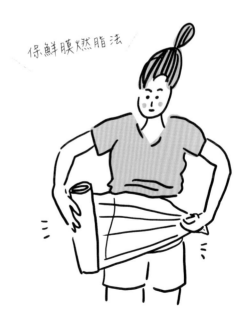

保鮮膜燃脂法

膜將腰腹部包裹起來，大概 10 到 15 分鐘後再把保鮮膜撕掉，最後用溫水沖洗乾淨就可以了。另外還有一種做法，就是在想瘦的部位包裹保鮮膜後，再穿上不透氣的外套，配合跑步或是其他的運動，讓身體大量流汗，達到瘦身減肥的目的，聽起來是不是很簡單又似乎可行呢？

拜託，這根本是錯誤的，而且還隱藏著致命的危險！首先，要知道沒有局部減肥這件事，當運動把基礎代謝率提升之後，身體哪個部位的脂肪會先消失，不是我們能夠決定的。所以用保鮮膜包住想瘦的部位，只是讓那裡變得悶熱、溫度稍微高一點而已，並不代表燃燒脂肪的速度會比較快。

♦ 流汗不是燃燒脂肪，別搞錯了

很多人容易被「燃燒」這兩個字困住，以為燃燒就是和溫度有關，提高溫度後，熱量燃燒的速度就會比較快——沒有這回事好嗎？如果把燃燒改成「消耗」或是「代謝」，是不是就會冷靜一點了？再來，流汗不等於減肥，用保鮮膜將身體局部包裹得密不通風時，會覺得那邊特別熱，流的汗特別多，但是不要忘了，汗是水，不是油，大量流汗後體重會下降是因為水分減少了，並不是脂肪被消耗了，等到補充水分之後，體重馬上回到原點。

汗流得多或少，和基礎代謝率的提升與脂肪的消耗都沒有關係，想要有效增加基礎代謝率，還是得靠運動，讓心跳速度提高，維持 **30 分鐘**以上的時間，才有可能開始代謝脂肪。因此，用保鮮膜包裹身體，是不會也不可能變瘦的。

假使流了很多汗，又把身體包得像綁肉粽一樣，容易引起濕疹、毛囊炎或是皮膚過敏的問題；如果沒有適時補充水分，還會引起熱衰竭或是中暑，嚴重一點可能會昏迷、休克甚至死亡。這麼危險又沒有效果的方法，請當成笑話一則聽聽就好，千萬不要嘗試喔！

雖然網路上減重的方法推陳出新，每過一段時間就會有「驚世駭俗」的點子出現，但我還是要用一句話來幫大家總結整個重點：**「想要健康變瘦不復胖，最好的方法就是飲食定時定量多喝水、適度運動，放鬆早點睡。」**只要堅持下去，就一定可以看到成果。

我的一日飲食計畫書

早餐 全麥麵包＋水煮蛋 1 顆＋拿鐵咖啡一杯

午餐 白飯一碗＋蔬菜兩種＋魚或肉＋一碗湯

晚餐 便當或水餃＋湯、或麵一碗

 宵夜 餅乾或鮮奶、鹽酥雞、滷味，水果

最重要！ **運動** 一個禮拜至少一次跑步，大約 5 公里上下，一個禮拜一次重量訓練。

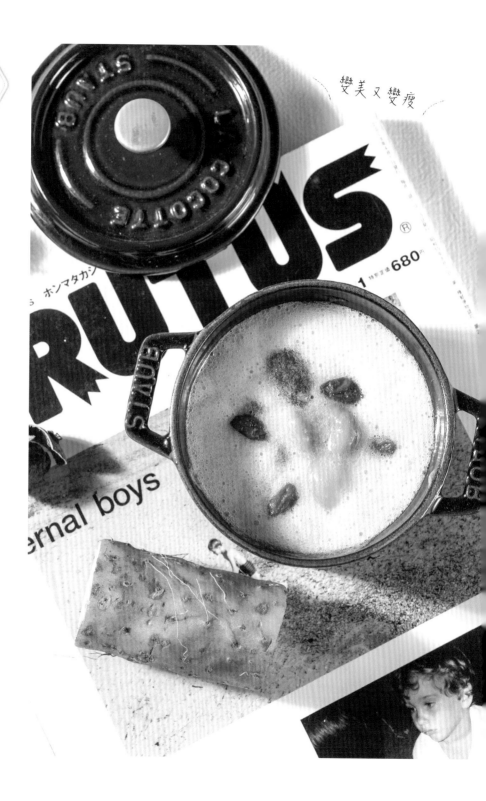

銀耳山藥枸杞飲

很多人瘦下來之後，皮膚會變差、細紋增多，所以減重過程中，適時幫自己補水、保水，皮膚就可以維持水嚙嚙喔。

變美又變瘦

食　材

新鮮銀耳 200 公克、
山藥 100 公克

藥　材

枸杞 15 公克、桂圓肉
20 公克、麥門冬 20 公
克、紅棗 5 顆

做　法

1. 銀耳、枸杞、麥門冬泡水，山藥削皮、切塊，桂圓肉切成細丁，紅棗去籽、切小塊，備用。
2. 將銀耳、山藥、麥門冬放進鍋中，加水 2,000c.c.，以大火煮滾後，轉小火繼續煮約 20 分鐘。
3. 將整鍋倒入果汁機打碎。
4. 將打碎後的材料倒回鍋中。
5. 加入枸杞、桂圓肉、紅棗，繼續煮約 20 分鐘，直到湯呈黏稠狀，即可食用。

食用方式

任何時間都可以吃。

注意事項

煮這道湯時可以加入新鮮水果，取代糖的甜味，也可以加蜂蜜、檸檬，另有一番風味。

《 桂圓 》

【性味歸經】味甘，性溫；歸心經、脾經（腸胃功能）。

【功　　效】開胃健脾，養血安神，壯陽益氣，補虛長智。

【注意事項】1. 糖尿病患者、體質燥熱的人慎食。
2. 孕婦不宜食用。

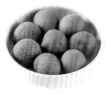

醫師小語　桂圓自古以來即被視為滋補良藥，同時也是一種「吉祥」食物，俗語說得好：「食桂圓，生子生孫中狀元。」現代藥理研究發現，它的糖分含量豐富，容易消化吸收，適合壓力大、失眠多夢、心悸、健忘、食慾不振者食用，對日常保健極有助益。

帥大叔養成計畫

還在持續中……請跟我一起來！

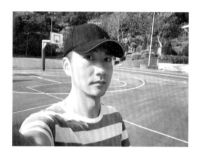

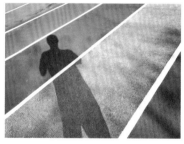

過去的一年，大家一定跟我一樣，在網路上看到很多像是「胖宅男運動 xxx 日變成帥大叔」、「男同學懊悔！胖妞甩肉 20 公斤變正妹」這一類勵志的故事吧！

看完之後趕快吃幾口手邊的雞排、奶茶壓壓驚，心想我一定也可以做得到（？），然後一年很快又過了！！

所以呢，我要開始進行我的甩肉計畫，到年底之前要完成「100 次戶外運動」，逼自己走到戶外，就算不瘦也健康！！

帥大叔養成計畫 100 之 1
大家一起來比較有伴
#2018/03/18

這天氣穿短袖，會冷！！

帥大叔養成計畫 100 之 8

什麼？才數到 8 ！！

運動真的是個考驗恆心毅力的事情！！

#2018/04/16

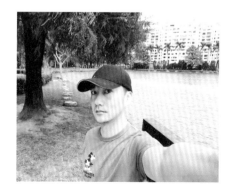

別用最柔軟的地方裝堅強。

很多人喜歡把苦往肚子裡吞，把吃苦當作吃補，總覺得把心裡的難過說出來，會讓人覺得你很弱，總喜歡在別人面前裝堅強，尤其是在越親密的人面前。

適度抒發情緒對於身心健康是必須的，苦悶久了肝氣就會鬱結，就會造成很多疾病，甲狀腺、胸部、子宮、肝臟就容易淤積、長東西。

沒有過不了的事情，只有過不了的自己，轉個念、換個想法，你就會發現空氣是那麼的清新，世界是那麼的美好。

帥大叔養成計畫 100 之 41

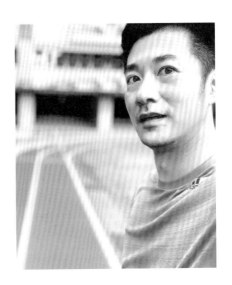

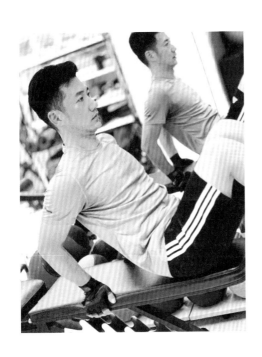

嗨，人魚線，我來找你囉～
#2018/11/1

美好的一天，就從跑步開始！！

咦～～～今天沒有門診，這麼早起來幹嘛？！

不是我不睡，是到了時間到自動會醒來，想多睡也沒辦法的年紀了！！

其實睡眠本來就應該這樣，不管平日還是假日，時間到就該睡覺，時間到就該起床，打亂生理時鐘的下場就是好幾天的失眠，好幾天的疲倦沒精神。

帥大叔養成計畫 100 之 43
#2018/11/12

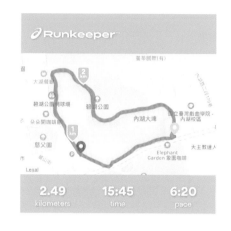

人生短短幾個秋啊～不醉不罷休～～

不知不覺也走進人生的秋天了，不管你是剛起秋，還是到了轉涼的深秋，最重要的就是身體健康。

人生下半場，不要增加晚輩的負擔，不要想依賴政府福利，不要在醫院開同學會，更不要戴著呼吸器聽機器逼逼的叫聲和子孫爭產的吵鬧聲，自己的健康自己救，把自己照顧好，就可以一路玩到掛！

囉哩八嗦的碎碎念
就是要運動啦！
#2018/11/15

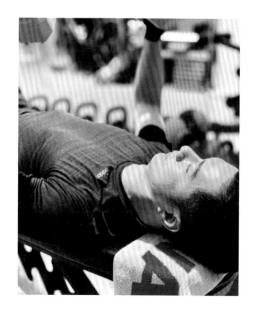

「Nobody said it was easy. No one ever said it would be so hard
　　I'm going back to the start」

萬事起頭難，不知不覺帥大叔已經養成一半了，

從一開始跑 0.6k 就快往生，到現在 6k 應該沒問題了！

常常勸病人去運動，但是總會聽到很合理的藉口，沒關係，反正身體是你們自己的，我還能怎樣？

回到帥大叔養成計畫的初心，其實不是在追求那 100 次達標，當初只是希望自己身體越來越健康，更重要的是可以讓更多人一起來運動，一起變得更健康。

\# 帥大叔養成計畫 100 之 51
\# 我也有合理的藉口不用達標
\#2018/12/2

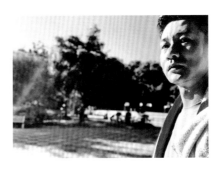

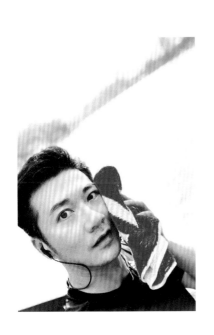

好久沒跑了……

原來跑完步是這麼的舒服！
還沒跨出第一步的朋友，不要害怕……趕快出門吧！！

\# 帥大叔養成計畫 100 之 54
\#2018/12/21

結論：我這麼帥都這麼努力了，你們還坐著幹嘛！

非瘦不可：人氣中醫師的輕鬆瘦身方 / 陳峙嘉著 . -- 初版 . --
新北市：幸福文化出版：遠足文化發行，2019.01
　　面；　　公分 . -- (好健康；10)

ISBN 978-986-96869-8-3(平裝)

1. 減重　2. 中醫　3. 食譜

411.94　　　　　　　　　　　107019726

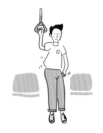

0HDA0010

非瘦不可
人氣中醫師的輕鬆瘦身方

作　　　者：陳峙嘉
責任編輯：林麗文、黃佳燕
文字整理：羅煥耿
封面攝影：林永銘
食譜攝影：璞真奕睿影像
封面設計：三人制創
內頁設計：王氏研創藝術有限公司
內文排版：王氏研創藝術有限公司
插畫設計：三人制創
　　　　　王氏研創藝術有限公司
印　　　務：黃禮賢、李孟儒

出版總監：黃文慧
副 總 編：梁淑玲、林麗文
主　　編：蕭歆儀、黃佳燕、賴秉薇
行銷企劃：陳詩婷

社　　　長：郭重興
發行人兼出版總監：曾大福
出　　　版：幸福文化出版
地　　　址：231 新北市新店區民權路 108-1 號 8 樓
網　　　址：https://www.facebook.com/
　　　　　　happinessbookrep/
電　　　話：(02) 2218-1417
傳　　　真：(02) 2218-8057

發　　　行：遠足文化事業股份有限公司
地　　　址：231 新北市新店區民權路 108-2 號 9 樓
電　　　話：(02) 2218-1417
傳　　　真：(02) 2218-1142
電　　　郵：service@bookrep.com.tw
郵撥帳號：19504465
客服電話：0800-221-029
網　　　址：www.bookrep.com.tw

法律顧問：華洋法律事務所 蘇文生律師
印　　　刷：通南印刷

初版一刷：西元 2019 年 01 月
定　　　價：399 元

Printed in Taiwan

照著我的方式 才能越吃越瘦喔！

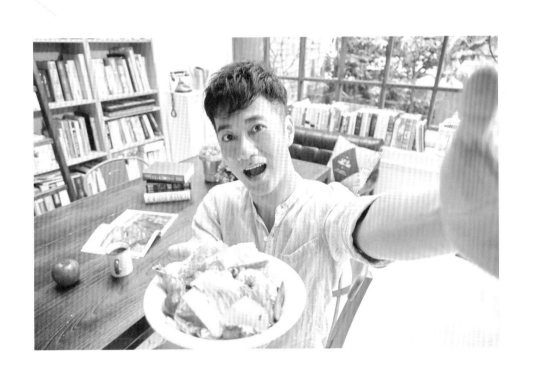

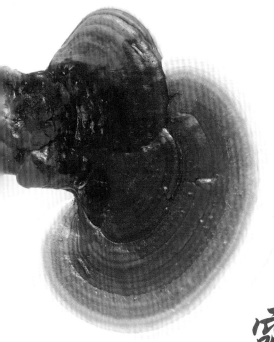
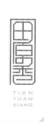

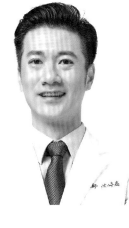